张璐璐　郑洪波　编著

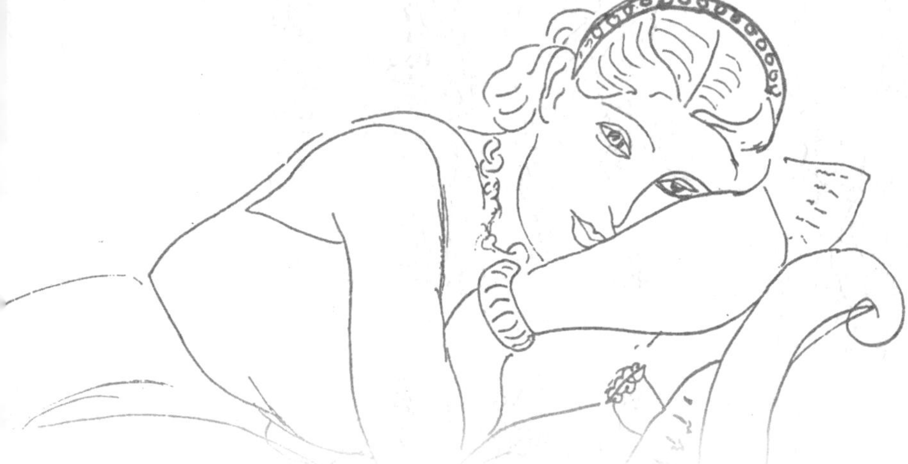

焦虑障碍

心理卫生与心理咨询丛书

暨南大學出版社
JINAN UNIVERSITY PRESS
中国·广州

总　序

随着社会的快速发展和改革的推进，社会公众的心理卫生问题显得越来越突出，无论是学校、企事业单位等社会组织，还是家庭与个人，对心理卫生的需求都在迅速增加。劳动与社会保障部于2001年颁布了《国家心理咨询师职业标准》，心理咨询师已经成为21世纪的一种朝阳职业。为了满足广大基层心理卫生工作者和心理咨询师临床工作的需要，满足患者对心理卫生疾病病因及预防知识的渴求，预防城乡居民公共心理卫生问题的发生，促进人民群众生活质量的提高和家庭幸福，促进组织内部、人与人之间关系的和谐，我们特意组织了一批高校心理健康教育专家和精神病医院的临床医生共同编写了这套丛书。

本丛书选题范围从常见的工作压力、家庭婚姻关系、学习困难、网络成瘾、人际冲突等一般心理问题，到失眠等心身疾病和抑郁症、焦虑症等精神性障碍，试图囊括临床上最常见的心理咨询问题。

本丛书的特点是：理论联系社会与临床实际，深入浅出，通俗易懂，雅俗共赏；一病一症一书，专题论述，体系完整，观点和信息荟萃。本丛书既可作为心理健康教育工作者、心理咨询师、心理医生、精神科医生等专业工作者的参考书，也适合患者及其家属阅读以利于知情同意原则的贯彻和他们的配合治疗。事实上，心理问题和精神障碍也只有通过医患双方的共同努力才能得到更好的解决。我们希望本丛书能为促进心理卫生工作尽一点绵薄之力。

目 录

第一章 焦虑障碍概述

一、焦虑障碍的概念

（一）什么是焦虑

焦虑（anxiety）是一种常见的情绪状态，也是复杂而神秘的反应。弗洛伊德在《精神分析导论》一书中这样写道："有一件事是肯定的，焦虑的问题是一个联结各种重要心理问题的枢纽，揭开它的谜底，必将为我们精神生活的各方面带来光明。"

人们通常所说的焦虑是由现实原因引起的，属于正常焦虑，或者称为现实焦虑。你体验过焦虑吗？答案显而易见，生活在现实世界的人，总免不了会产生焦虑，因为一个人要生存和发展，必定会遇到生老病死以及各种各样的困难和挑战，甚至危险或灾祸，这些都会引起紧张、不安、担心、忧虑、害怕，甚至恐惧或惊恐。例如，今天要去学校参加一场昨天才开始复习的课程考试，晚上要和恋人约会，下周还要参加对自己事业很重要的晋升考试，这些事情，或许仅仅想想就会让自己紧张了。从理论上说，正常焦虑可以由个体自我控制，但事实并非如此，正常焦虑也具有反复性的特点，当引起焦虑的原因去除或消失后，或者个体重新适应环境后，焦虑才会缓解或消失。

目前医学界对焦虑一词还没有一致的定义。不同学科对焦虑的定义不同，不同学派对其解释也不同，例如行为学派对焦虑的解释不同于心理分析学派，而本书讨论的是精神病学定义的焦虑，也就是临床中所说的焦虑。

在20世纪80年代以前的医学文献中，临床焦虑大多被定义为没有原因的焦虑，如美国《精神病学词典》（第6版）对焦虑的解释。该词条采用 Piotrowski 的定义：焦虑是“一种不同于其他情感而具有特殊性质的不愉快情感”。同时，还对其他所描述的焦虑在心理活动和躯体状态两方面的特征予以界定：

（1）在心理方面。焦虑是一种特殊的内在意识态度和特别的感觉状态：①预感有一种迫在眉睫而且几乎是不可避免的危险；②在身体上和精神上痛苦地感到无力为自己做任何事情；③仿佛处于面临紧急情况时的紧张和警觉状态；④忧虑地专注于自己的感受，从而妨碍了有效和有力地处理现实问题；⑤陷于无法解决的怀疑之中，包括怀疑危险的性质、危险实际发生的可能性、减少或除去危险的最好客观方法以及自己在危险出现时有效利用这些方法的主观能力。

（2）在躯体方面。焦虑时可伴有多种躯体症状，主要是交感神经活动增强的症状，例如心脏活动增强、心率加速、呼吸增快或呼吸困难、脸色苍白或发红、出汗、肌张力增高、震颤或麻痹、腹部不适等。

我们从 Piotrowski 的定义可以看出，医学定义的焦虑是一种没有原因的焦虑（无名焦虑），或源于弗洛伊德观点的自由—浮动性焦虑。

美国《精神障碍诊断和统计手册》第4版（DSM－Ⅳ）为焦虑下的定义是："忧虑地预期即将到来的危险或不幸，伴有情绪恶劣或躯体紧张的症状。"在Goldman主编的《普通精神病学概要》（*Review of General Psychiatry*）第5版中，焦虑被定义为"在没有明显危险因素存在时出现的类似恐惧的情绪恶劣（不愉快）状态"。美国精神病学协会（American Psychiatric Association，APA，1994）和Barlow（2002）认为焦虑是"以生理性紧张的躯体症状和对未来的忧虑为主要特征的负面情绪状态"。这些定义均与上述Piotrowski的焦虑定义类似。

很多心理障碍都以过度的焦虑为特征，但表现形式各异，例如和焦虑密切联系的恐惧和惊恐。图1－1简要介绍了焦虑、恐惧与惊恐发作的关系。

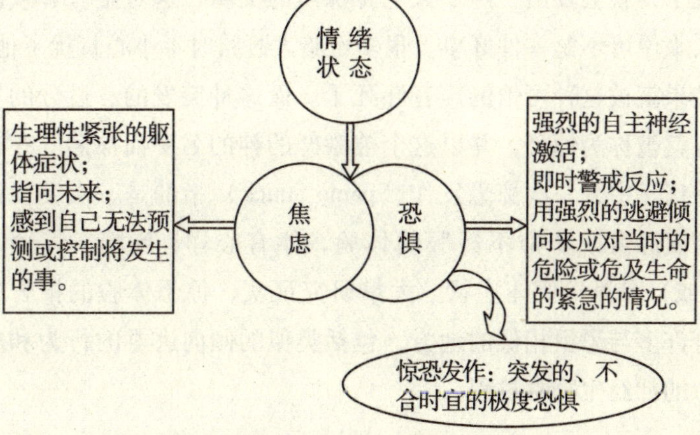

图1－1　焦虑、恐惧与惊恐发作的关系

恐惧（fear）是一种对危险的即时的警戒反应。如同焦虑一样，恐惧也是一种常见的情绪反应，适度的恐惧对人们是有益的。它可以引起自主神经系统大量的反应（如血压升高、心跳加快等），这些躯体反应和主观上的恐惧一起，使我们有能力逃跑或攻击。这种应激的反应常常被称为“逃避或斗争反应”（the flight or fight response）。目前，学术界一致认同，恐惧和焦虑在心理或生理上是有所不同的：焦虑是一种指向未来的心理状态，是由于我们不能预测或改变未来的事情而感到不安；而恐惧是一种对当前危险的即时的情绪反应，其特征是强烈的逃避倾向，且常常伴有急性的自主神经兴奋（Barlow，Brown & Craske，1994）。

惊恐（panic）这个词起源于古希腊神话。在古希腊神话中，潘（Pan）是自然之神，他居住在乡间，掌管河流、森林和飞禽走兽。潘身材矮小，相貌丑陋，还长着两条山羊腿。他常常喜欢在路边的小洞穴或灌木丛中休息，如果被别人打扰了，就会发出一声令人毛骨悚然的尖叫，这对旅行者或路人来说可不是一件好事。很多希腊人赶路时不小心打扰了他，结果就被这种可怕的声音吓死了。而这种突发的、过分的反应就被称为惊恐，并以这个被激怒的神的名字而命名。在精神病学中，一次惊恐发作（panic attack）指的是一次突发的高度恐惧或非常不舒服的体验，伴有心悸、胸痛、气短和（或）晕厥等躯体症状。大量研究证实，惊恐体验的报告中有许多与恐惧相似的地方，包括类似的倾向逃避的行为和类似的神经生物学过程。

（二）如何区分正常焦虑和异常焦虑

焦虑是每个人都可能出现的，是在应激状态下最常见的情绪反应。所谓应激状态下的情绪反应是指在预料到事件将会产生不良后果，主观预料或意识到将会遭遇失利，或预感到将会发生对象不明确或根本不存在的模糊性威胁时，人们出现的焦虑。焦虑也可以理解为是人在成长过程中的经历所强化或弱化的情绪反应。它是一种内在驱动力，驱动着人们作出回避反应。焦虑的感觉虽然不好，但适度的焦虑是有好处的。很简单，如果你考试前一点也不紧张，也许就不会去认真复习。也就是说，适当的焦虑能激发和加强人们在体能和智能等各方面的潜能。Howard Liddell（1949）称焦虑是智慧的影子。他认为，人类之所以能够为将来仔细筹划，是因为我们有一种感觉，认为事情有可能不顺利，而正是这种感觉使我们一定要作更充分的准备。这就是为什么说焦虑是一种指向未来的情绪状态的原因。

当焦虑的严重程度与危险的威胁不相称或持续时间过长时则为异常焦虑。焦虑情绪常伴有躯体和自主神经系统的功能改变以及其他精神症状。所有这些症状与其他哺乳动物面对猎食者，准备逃逸、躲避和搏斗时的状况相似。再看上面所举的例子，当你过分焦虑，紧张到无法将注意力集中到回答问题的程度时，将会导致考试失败；在与人约会时，如果你过分紧张，汗流浃背，面红耳赤，甚至有一些头晕和反胃，那么你也许会因为想不起任何一件可谈的趣事以致搞砸了约会。轻度到中度的焦虑大多数可以提高人的行为能力，但过度焦虑则会对行为能力起干扰作用。所以当个体出现焦虑时，需要区分他的焦虑属于正常焦虑还是异常焦虑，通常我们从以下几个方面考虑：

1．焦虑出现的原因

正常焦虑是合理的焦虑，是指有原因的焦虑。最常见的原因是现实生活中的事件，例如在现实生活中，很多人为经济问题焦虑，为子女上学或就业问题焦虑，等等。这些有现实原因的焦虑属于正常焦虑，而没有明显现实原因的焦虑，即自由—浮动性焦虑，则属于异常焦虑。换句话说，如果个体感到焦虑，但不知道为什么焦虑或者找不到焦虑的原因，那么这类焦虑通常是异常焦虑。值得注意的是，我们在临床工作中不应该把焦虑体验误认为是焦虑原因。有些患者会诉说他之所以焦虑是因为“害怕心绞痛发作”，或者“觉得马上有危险的事情发生，害怕自己会发疯”，这些都是焦虑体验而非焦虑原因。

2. **焦虑的程度不一**

正常的焦虑一般表现为合理且不过分。“不过分”是指焦虑的严重程度与引起焦虑的事件的性质和严重程度一致。相反，异常焦虑包含了过分的焦虑和与现实处境不相称的焦虑。例如每个人都会关心子女的学习，但倘若小孩考试成绩稍有下滑，做父母的就总想着是不是孩子与同学相处不好，是不是家庭的关怀不够，担心他不能顺利毕业，甚至担心他无法考上大学或将来找不到工作等，浮想出来的都是一些不祥的结果，并为之坐立不安。这种担心显然是过分的，属于异常焦虑。

3. **焦虑的影响**

由于正常焦虑多由现实生活中的困难引起，所引起的苦恼或痛苦是暂时性的，对个人的社会功能（工作、学习、生活和人际交往）没有明显影响，正常人出现焦虑后可以在自身努力或亲友帮助下克服这种情绪。而有些焦虑看似有原因，程度也不过分，却引起明显的痛苦或者明显影响个人的社会功能，那么这种焦虑就属异常焦虑，一般需要系统的药物治疗和心理治疗。

（三）焦虑障碍的发展

焦虑是许多精神障碍的一个突出症状，常与抑郁一同出现，但直到19世纪末，焦虑障碍才从其他情感障碍中分离出来。弗洛伊德（1895）首先提出将主要表现为焦虑症状的病例与神经衰弱分开，并称之为焦虑性神经症。

弗洛伊德最初提出的焦虑性神经症包括恐怖症和惊恐发作，但他随后将其分为两类：第一类仍沿用焦虑性神经症的名称，主要表现为精神性焦虑；第二类被称为焦虑性癔症，主要表现为躯体性焦虑和恐怖症，包括了我们现在所说的广场恐怖症。弗洛伊德最初认为焦虑性神经症和焦虑性癔症的病因与性冲突有关，但后来也赞同其他更为宽泛的致病原因。到了20世纪30年代，大多数精神科医生认为很多应激事件都可导致焦虑性神经症。

关于恐惧障碍，其实人们很早就已经认识到了该病，但对其进行系统的医学研究可能始于18世纪的Le Camus（Eeerea，1962）。19世纪早期的分类将恐怖症归属于偏执狂，认为该病是思维障碍而不是情绪障碍，直至1872年，Westphal在第一次描述广场恐怖症时才强调了这种情况下焦虑的重要性。弗洛伊德在1895年将恐怖症分为两类：一般恐怖症，指夸大了的对某些通常让人害怕的事物的恐惧（如黑暗或高处）；特定恐怖症，指害怕健康人不会恐惧的事物，如空旷的地方。

到了20世纪60年代，根据行为治疗对不同恐怖症疗效的不同将其分为单纯恐怖症、社交恐怖症和广场恐怖症，并且还发现它们的发病年龄不同。单纯恐怖症常发生于幼年，社交恐怖症多发生于青春期后期，而广场恐怖症一般发生于成年早期（Marks 和 Gelder，1966）。几乎同时，研究还发现当恐怖症伴有明显的惊恐发作时，行为治疗的效果较差，而用丙米嗪治疗效果较好（Klein，1964）。随后人们对它们进行单独分类，列于惊恐障碍之下，这便导致了目前的分类模式，即广泛性焦虑障碍、恐惧性焦虑障碍（特定、社交和广场）以及惊恐性焦虑障碍。

到目前为止，强迫障碍与焦虑障碍的关系仍没有得到确定。弗洛伊德最初认为恐惧和强迫是紧密相关的。他后来提出焦虑是二者的核心问题，它们有临床意义的特征性症状（恐惧和强迫），是采用不同的防御机制对抗焦虑所致。也有学者认为强迫障碍是一类病因不明的单独的神经症。如上所述，这两种不同的观点反映在当今两个主要的分类系统中：在美国《精神障碍诊断和统计手册》第 4 版（DSM－Ⅳ）中，强迫障碍是焦虑障碍的一个亚型；而在《国际疾病分类》第 10 版（ICD－10）中，焦虑障碍和强迫障碍则是不同的疾病分类。

二、焦虑障碍的临床表现

焦虑症状可见于许多疾病，并不是有焦虑症状的就可诊断为焦虑障碍。焦虑障碍是指在没有器质性疾病或其他精神疾病的情况下，以精神和躯体的焦虑症状为主要的、突出的表现的异常状态。所有的症状都可能出现于各种类型的焦虑障碍中，在以后的章节中我们还将分别对各种焦虑障碍的特点进行描述，现先将焦虑症状的各种临床表现归纳于表1－1中以便读者查阅和比较。

表 1-1　焦虑障碍的症状

自主性警觉	心理性警觉
胃肠道	恐惧
口干	易激惹
吞咽困难	对噪音敏感
上腹不适	注意力不集中
过度胀气	出现过度担心的想法
胃肠蠕动频繁或腹泻	**肌紧张**
呼吸	头痛、肌痛
胸部紧缩感	肌肉震颤
吸气困难	**过度换气**
心血管	眩晕
心悸	手足刺痛感
胸部不适	感到呼吸急促
感觉脉搏脱漏	**睡眠紊乱**
泌尿生殖	失眠
尿频或尿急	夜惊
勃起障碍	
月经紊乱或停经	

三、焦虑障碍的分类

DSM-Ⅳ和 ICD-10 对焦虑障碍的分类大体上是相似的（见表 1-2），但主要有以下 3 个重要的区别。

1. 对惊恐障碍的分类不同

DSM-Ⅳ扩大了惊恐障碍的范围，根据有无广场恐怖发作将其分为两型。ICD-10 只是将惊恐发作称为惊恐障碍。

表 1-2 焦虑障碍的分类

ICD-10	DSM-Ⅳ*
F4 焦虑障碍	焦虑障碍
F40 恐怖性焦虑障碍	
广场恐怖症	无惊恐障碍史的广场恐怖症
不伴有惊恐障碍	
伴有惊恐障碍	
社交恐怖症	社交恐怖症
特定恐怖症	特定恐怖症
F41 其他焦虑障碍	
惊恐障碍	惊恐障碍（伴有广场恐怖症或不伴有广场恐怖症）
广泛性焦虑	广泛性焦虑
焦虑抑郁混合障碍	强迫障碍
	创伤后应激障碍
	急性应激障碍

* 顺序有所改变，以利于比较。

2. 对恐怖症的设置不同

DSM-Ⅳ没有设置恐怖症这一大类，将无惊恐障碍史的广场恐怖症、社交恐怖症和特定恐怖症分别独立。ICD-10将广场恐怖症、社交恐怖症和特定恐怖症归为一大类，用恐怖性焦虑障碍取代恐怖症这一名称，并根据有无伴有惊恐障碍将广场恐怖症分为两型。

3. 对焦虑障碍的包含范围不同

DSM-Ⅳ将强迫障碍、创伤后应激障碍、急性应激障碍也归为焦虑障碍，但在ICD－10中，它们被独立分出。而ICD－10中有焦虑抑郁混合障碍，但DSM－Ⅳ中则无此类别。

在《中国精神障碍分类与诊断标准》第3版（CCMD－3）中，焦虑症、恐怖症和强迫症同属于神经症。焦虑症分为惊恐障碍和广泛性焦虑两类，恐怖症则同样包括场所恐怖症、社交恐怖症及特定恐怖症三类。而创伤后应激障碍和急性应激障碍属于应激相关障碍，不在神经症的范围之内。

四、焦虑的评估工具

在临床工作中，量表是评定患者心理状况的一种客观工具。根据量表评定的内容分类，可以分为诊断量表、症状量表和其他量表。根据评定方式分类，可以分为大体评定量表和症状（分项）评定量表，或自评量表和他评量表，或观察量表和检查量表等。根据病种分类，可分为抑郁量表、焦虑量表、躁狂量表等。还可根据对象的年龄分为成人用量表和儿童或老人用量表。本章主要介绍在应对焦虑障碍时可能用到的一些量表。

（一）90项症状清单（SCL－90）

1. 项目和评定标准

该量表共有90个项目，包含较广泛的心理学内容，从感觉、情感、思维、意识、行为到生活习惯、人际关系、饮食睡眠等，均有涉及。它的每一个项目均采取5级评分制（见表1－3）。

表 1－3　SCL－90 评分等级

评定的分值	代表的含义
1 分	无：自觉无该项症状（问题）。
2 分	轻度：自觉有该项症状，但对受检者并无实际影响，或影响轻微。
3 分	中度：自觉有该项症状，对受检者有一定影响。
4 分	偏重：自觉常有该项症状，对受检者有相当程度的影响。
5 分	严重：自觉该项症状的频度和强度都十分严重，对受检者的影响严重。

表 1－3 中所指的“影响”，包括症状所致的痛苦和烦恼，也包括症状对心理社会功能的影响。“轻”、“中”、“重”的具体定义，则应该由自评者自己去体会，无须作硬性规定。SCL－90 没有反向评分项目。评定的时间范围是“现在”或者是“最近一个星期”。

2．评定注意事项

自评量表主要用来衡量患者自觉症状的严重程度。开始评定前，应由工作人员把总的评定方法和要求向患者交代清楚，待其理解后，才开始填写。在填表时，一般不要去打扰他，以免影响其作出独立的、反映主观真实感觉的决定。遇到文化程度低的患者，对某些项目不易理解时，可由工作人员逐项念给他听，并以中性的不带任何暗示和偏向的方式把问题本身的意思告诉他。

3．统计指标

SCL－90 的统计指标主要有以下各项，其中最常用的是总分与因子分。

（1）单项分：指90个项目的各自评分值。

（2）总分：指90个单项分相加之和。

（3）总均分：指90个项目评分值的平均分数。

（4）阳性项目数：指单项分不低于2分的项目数，表示患者在多少项目中呈现“有症状”。

（5）阴性项目数：指单项分不高于1分的项目数，即90减去阳性项目数，表示患者“无症状”的项目有多少。

（6）阳性症状均分：有两种计算方法，一种为阳性项目总分/阳性项目数，另一计算方法为（总分-阴性项目数）/阳性项目数。表示患者在所谓阳性项目，即“有症状”项目中的平均得分，反映该患者自我感觉不佳的严重程度究竟介于哪个范围。

（7）因子分：共包括10个因子，其因子名称及所包含项目为：

①躯体化（somatization）：包括1、4、12、27、40、42、48、49、52、53、56、58题，共12项。该因子主要反映主观的躯体不适感，包括心血管、胃肠道、呼吸和其他系统等不适主诉和头痛、背痛、肌肉酸痛以及焦虑的其他躯体症状。

②强迫症状（obsessive - compulsive）：包括3、9、10、28、38、45、46、51、55、65题，共10项。它与临床上强迫症表现的症状、定义基本相同。

③人际关系敏感（interpersonal sensitivity）：包括6、21、34、36、37、41、61、69、73题，共9项。该项高分的人多有自卑感和不自在感，人际关系明显不好。

④抑郁（depression）：包括5、14、15、20、22、26、29、30、31、32、54、71、79题，共13项。该项高分的人

表现为抑郁苦闷的心境、对生活兴趣下降、缺乏活动愿望、丧失活动力等特征，并有悲观失望及消极和自杀行为，反映与临床上抑郁症状群相联系的概念。

⑤焦虑（anxiety）：包括 2、17、23、33、39、57、72、78、80、86 题，共 10 项。该项高分的人表现为紧张、敏感、焦虑及惊恐等，反映在临床上明显与焦虑症状相联系的精神症状及体验。

⑥敌对（hostility）：包括 11、24、63、67、74、81 题，共 6 项。该项高分的人可表现为厌烦、好争论、摔物、争斗和不可抑制的冲动行为等，主要从思维、情感及行为 3 个方面来反映病人的敌对表现。

⑦恐怖（photic anxiety）：包括 13、25、47、50、70、75、82 题，共 7 项。该项高分的人表现为对出门旅行、空旷场地、人群、公共场合及交通工具的恐怖以及社交恐怖等。

⑧偏执（paranoid ideation）：包括 8、18、43、68、76、83 题，共 6 项。该项高分的人表现为待人敌对、猜疑、关系妄想、其他的妄想、被动体验和夸大等。

⑨精神病性（psychoticism）：包括 7、16、35、62、77、84、85、87、88、90 题，共 10 项。该项高分的人，可有幻听、思维播散、被控制感、思维被插入等反映精神分裂样的症状。

⑩其他：包括 19、44、59、60、64、66、89 题，共 7 项，未归入任何因子，反映睡眠及饮食情况。分析时将这 7 项作为附加项目或其他，作为第 10 个因子来处理。

4. 结果分析

（1）总分。可反映病情严重程度，总分变化能反映其病情演变。自我感觉不佳的项目也可在一定程度上代表其疾病的严重性。

(2) 因子分及廓图。可反映患者症状分布的特点，以及病情的演变过程，了解靶症状群的治疗效果。据因子分画出廓图可给人更直观的印象。因子分的范围是0～4分，一般认为因子分超过1.5分的有可疑症状，大于2分的有肯定症状，大于2.5分的有明显症状。

5. SCL－90

SCL－90

以下表格中列出了有些人可能有的病痛或者问题，请仔细阅读每一条，然后根据最近一星期以内下列情况影响你或者使你感到苦恼的程度，在相应的空格内填上数字1～5，1表示没有；2轻度；3中度；4偏重；5严重。

项目	评分	项目	评分
1. 头痛		2. 神经过敏，心中不踏实	
3. 头脑中有不必要的想法或字句盘旋		4. 头昏或昏倒	
5. 对异性的兴趣减退		6. 对旁人责备求全	
7. 感到别人能控制您的思想		8. 责怪别人制造麻烦	
9. 忘性大		10. 担心自己的衣饰是否整齐及仪态是否端正	
11. 容易烦恼和激动		12. 胸痛	
13. 害怕空旷的场所或街道		14. 感到自己的精力下降，活动减慢	
15. 想结束自己的生命		16. 听到旁人听不到的声音	

（续上表）

项目	评分	项目	评分
17. 发抖		18. 感到大多数人都不可信任	
19. 胃口不好		20. 容易哭泣	
21. 同异性相处时感到害羞、不自在		22. 感到受骗，中了圈套或有人想抓住您	
23. 无缘无故地突然感到害怕		24. 自己不能控制地大发脾气	
25. 怕单独出门		26. 经常责怪自己	
27. 腰痛		28. 感到难以完成任务	
29. 感到孤独		30. 感到苦闷	
31. 过分担忧		32. 对事物不感兴趣	
33. 感到害怕		34. 您的感情容易受到伤害	
35. 旁人能知道您的私下想法		36. 感到别人不理解您、不同情您	
37. 感到人们对您不友好，不喜欢您		38. 做事必须做得很慢以保证做得正确	
39. 心跳得很厉害		40. 恶心或胃部不舒服	
41. 感到比不上他人		42. 肌肉酸痛	
43. 感到有人在监视您、谈论您		44. 难以入睡	
45. 做事必须反复检查		46. 难以作出决定	
47. 怕乘电车、公共汽车、地铁或火车		48. 呼吸有困难	
49. 一阵阵发冷或发热		50. 因为感到害怕而避开某些东西、场合或活动	
51. 脑子变空了		52. 身体发麻或刺痛	

（续上表）

项目	评分	项目	评分
53. 喉咙有梗塞感		54. 感到没有前途、没有希望	
55. 不能集中注意力		56. 感到身体的某一部分软弱无力	
57. 感到紧张或容易紧张		58. 感到手或脚发重	
59. 想到死亡的事		60. 吃得太多	
61. 当别人看着您或谈论您时感到不自在		62. 有一些不属于您自己的想法	
63. 有想打人或伤害他人的冲动		64. 醒得太早	
65. 必须反复洗手、点数目或触摸某些东西		66. 睡得不稳不深	
67. 有想摔坏或破坏东西的冲动		68. 有一些别人没有的想法或念头	
69. 感到对别人神经过敏		70. 在商店或电影院等人多的地方感到不自在	
71. 感到任何事情都很困难		72. 一阵阵恐惧或惊恐	
73. 感到在公共场合吃东西很不舒服		74. 经常与人争论	
75. 单独一人时神经很紧张		76. 认为别人对您的成绩没有作出恰当的评价	
77. 即使和别人在一起也感到孤单		78. 感到坐立不安、心神不定	
79. 感到自己没有什么价值		80. 感到熟悉的东西变成陌生的或不像是真的	

（续上表）

项目	评分	项目	评分
81. 大叫或摔东西		82. 害怕会在公共场合昏倒	
83. 感到别人想占您的便宜		84. 为一些有关性的想法而很苦恼	
85. 您认为应该因为自己的过错而受到惩罚		86. 感到要很快把事情做完	
87. 感到自己的身体有严重问题		88. 从未感到和其他人很亲近	
89. 感到自己有罪		90. 感到自己的脑子有毛病	
总分			

（二）焦虑自评量表（SAS）

焦虑自评量表（SAS）由 Zung 于 1971 年编制，主要用于评定焦虑的主观感受。适用对象是有焦虑症状的成年人。

1. 项目及评定标准

SAS 共 20 个项目，第 5、9、13、17、19 项为反向评分。各项分为 4 级，其标准为：没有或很少时间、少部分时间、相当多时间、绝大部分或全部时间。正向评分题，依次评分为 1、2、3、4。反向评分题，则评为 4、3、2、1。评定的时间范围是“现在或过去一周”。

2. 评定方法和注意事项

参见 SCL－90 有关内容。

3. 统计指标

SAS 的主要统计指标为总分。将各项得分相加得总粗分，经过公式转换成为标准总分：$Y = \text{Int}\ (1.25X)$，即用总粗分乘以 1.25 后取其积的整数部分，就得到标准总分（index score，*Y*）。

4. **结果分析**

中国常模总粗分的正常上限为 40 分，标准总分为 50 分，分别略高于国外的 30 分和 38 分。

5. **SAS**

SAS

下面有 20 条描述，请仔细阅读每一条，然后根据您最近一周的实际情况，在相应的位置选择您的答案并打上“×”，每一条描述后面有 4 个数字，1 表示没有或很少时间；2 表示小部分时间；3 表示相当多时间；4 表示绝大部分或全部时间，* 项为反向记分。

1. 我觉得比平常容易紧张和着急。 1 2 3 4
2. 我无缘无故地感到害怕。 1 2 3 4
3. 我容易心里烦乱或觉得惊恐。 1 2 3 4
4. 我觉得我可能将要发疯。 1 2 3 4
5. *我觉得一切都很好，也不会发生什么不幸。 1 2 3 4
6. 我手脚发抖打战。 1 2 3 4
7. 我为头痛、颈痛和背痛而苦恼。 1 2 3 4
8. 我感觉容易衰弱和疲乏。 1 2 3 4
9. *我觉得心平气和，容易安静地坐着。 1 2 3 4
10. 我觉得心跳得很快。 1 2 3 4
11. 我因为一阵阵头晕而苦恼。 1 2 3 4
12. 我有晕倒发作，或觉得要晕倒似的。 1 2 3 4
13. *我吸气呼气都感到很容易。 1 2 3 4
14. 我的手脚麻木和刺痛。 1 2 3 4

15. 我为胃痛和消化不良而苦恼。	1	2	3	4
16. 我常常要小便。	1	2	3	4
17. *我的手脚常常是干燥温暖的。	1	2	3	4
18. 我脸红发热。	1	2	3	4
19. *我容易入睡，并且一夜睡得很好。	1	2	3	4
20. 我做噩梦。	1	2	3	4

总粗分________；标准总分________

（三）汉密顿焦虑量表（HAMA）

汉密顿焦虑量表（HAMA）由 Hamilton 于 1959 年编制，是精神科临床常用量表之一。它的一致性相当好，长度适中，简便易施测。HAMA 适用于有焦虑症状的成年人，主要用于焦虑障碍严重程度的评定，而不大用于评估患有其他各种精神疾病时的焦虑状态。该评定应由经过训练的专业人员进行。

1．项目和评定标准

HAMA 共 14 个项目，采用 0～4 分的 5 级评分法，各级的标准分别为：0 分——无症状；1 分——轻度；2 分——中等（有肯定的症状，但不影响生活与活动）；3 分——重度（症状重，需加以处理或已影响其生活）；4 分——极重度（症状极重，严重影响其生活）。

HAMA 各项所指的主要内容如下：

第 1 项——焦虑心境：担心、担忧，感到有最坏的事情将要发生，容易激惹。

第 2 项——紧张：紧张感，易疲劳，不能放松，情绪反应为易哭、颤抖、感到不安。

第 3 项——害怕：害怕黑暗、陌生人、一人独处、动物、乘车或旅行及人多的场合。

第 4 项——失眠：难以入睡，易醒，睡得不深，多梦、梦魇，夜惊，醒后感到疲倦。

第 5 项——认知功能（或称记忆、注意障碍）：注意力不集中，记忆力差。

第 6 项——抑郁心境：丧失兴趣，对以往的爱好缺乏快感，忧郁、早醒，昼重夜轻。

第 7 项——肌肉系统症状：肌肉酸痛，活动不灵活，肌肉抽动，肢体抽动，牙齿打战，声音发抖。

第 8 项——感觉系统症状：视物模糊，发冷发热，软弱无力感，浑身刺痛。

第 9 项——心血管系统症状：心动过速，心悸，胸痛，血管跳动感，昏倒感，心搏脱漏。

第 10 项——呼吸系统症状：胸闷，窒息感，叹息，呼吸困难。

第 11 项——胃肠道症状：吞咽困难，嗳气，消化不良（进食后腹痛，胃部烧灼痛，腹胀，恶心，胃部饱感），肠动感，肠鸣，腹泻，体重减轻，便秘。

第 12 项——生殖泌尿系统症状：尿意频繁，尿急，停经，性冷淡，过早射精，勃起不能，阳痿。

第 13 项——植物神经系统症状：口干、潮红、苍白、易出汗、起“鸡皮疙瘩”、紧张性头痛、毛发竖起。

第 14 项——会谈时的行为表现：①一般表现：紧张、不能松弛、忐忑不安、咬手指、紧紧握拳、摸弄手帕、面肌抽动、不停顿足、手发抖、皱眉、表情僵硬、肌张力高、叹息样呼吸、面色苍白；②生理表现：吞咽、打嗝、安静时心率快、呼吸快（20 次/分以上）、腱反射亢进、震颤、瞳孔放大、眼睑跳动、易出汗、眼球突出。

2. 评定方法

由评定员采用交谈与观察相结合的方式，按量表内容对患者进行检查后评分。做一次评定约需10~15分钟。评定的时间范围为评定当时或前一周。可于治疗后2~6周再次评定，用以比较治疗前后症状和病情的变化。

除第14项（会谈时的行为表现）需结合观察外，其他项目都根据病人的口头叙述进行评分，同时特别强调受检者的主观体验，这也是HAMA编制者的医疗观点。因为病人仅仅在产生有病的主观感觉时，才来就诊并接受治疗，故此可作为病情改善与否的标准。

3. 统计指标

（1）总分：能较好地反映病情严重程度。

（2）因子分：分为躯体性和精神性两大类因子结构。

躯体性焦虑因子：由第7项（躯体性焦虑—肌肉系统症状）、第8项（躯体性焦虑—感觉系统症状）、第9项（心血管系统症状）、第10项（呼吸系统症状）、第11项（胃肠道症状）、第12项（生殖泌尿系统症状）和第13项（植物神经系统症状）这7项组成。

精神性焦虑因子：由剩余7项（第1、2、3、4、5、6和14项）组成。

通过因子分析，可以具体反映病人的精神病理学特点，也可以反映靶症状群的治疗效果。

4. 结果分析

按照全国量表协作组提供的资料，总分超过29分，可能为严重焦虑；超过21分，肯定有明显焦虑；超过14分，肯定有焦虑；超过7分，可能有焦虑；小于6分，没有焦虑。一般以14分作为分界值。

5. HAMA

HAMA

项　目	评分	项　目	评分
1. 焦虑心境		2. 紧　张	
3. 害　怕		4. 失　眠	
5. 记忆或注意障碍		6. 抑郁心境	
7. 肌肉系统症状		8. 感觉系统症状	
9. 心血管系统症状		10. 呼吸系统症状	
11. 胃肠道症状		12. 生殖泌尿系统症状	
13. 植物神经系统症状		14. 会谈时的行为表现	
总分			

第二章 惊恐障碍

惊恐障碍的核心特点是出现惊恐发作，即突然发作以躯体症状为主的焦虑，同时伴有对严重后果的害怕，如心脏病发作。过去这些症状被称为心脏激惹、Da Costa 综合征、神经性循环衰弱和疲劳综合征。虽然后来有些学者提出心理致病因素，但直到第二次世界大战期间（当时人们对此病的兴趣被重新引起）才由 Wood（1941）提出了令人信服的证据，认为这是一种焦虑障碍。从那以后直到 1980 年，惊恐发作被归为广泛性焦虑或恐怖性焦虑障碍。1980 年，DSM－Ⅲ的作者创建了新的诊断分类，即惊恐障碍，它包括伴有或不伴有广泛性焦虑的惊恐发作，但排除那些因广场恐怖症而出现惊恐发作的症状。在 DSM－Ⅳ中，所有频繁的惊恐发作，无论有无广场恐怖，都被归为惊恐障碍。ICD－9 中没有惊恐障碍的诊断；ICD－10 中有惊恐障碍的诊断，但它不用于有明显广场恐怖症的焦虑和回避的患者（这一点与 DSM－Ⅳ不同）。

一、流行病学

约有20%的成人至少有过一次惊恐发作的体验，然而只有2%的人一年中经历的惊恐发作非常频繁，符合惊恐障碍的诊断标准（不伴有广场恐怖症性回避）。发病年龄一般在20岁左右。据大多数研究报道，女性的患病率大约是男性的2倍。程度太轻或发作频率太低而不符合惊恐障碍标准的惊恐发作，其患病6个月的概率估计为3%（Vonkorff等，1985），终身患病率约为5.6%（Katerndahl，1993）。符合与不符合惊恐障碍标准的惊恐发作之间并没有明确的界限，它们看起来更像是一个连续的变化过程。

美国流行病高发区（Epidemiologic Catchment Area，简称ECA）研究小组估计，惊恐障碍每年发病率约为2.4‰，而严重惊恐障碍每年发病率估计为0.9‰。同时，ECA研究小组发现，约有20%的惊恐障碍患者声称曾想到过自杀。这个发现是令人诧异的，因为惊恐障碍患者在发病期通常是怕死的，且有关该病的许多研究表明，他们并未处于企图自杀的严重危机中。对ECA的资料分析后发现，某些共病状态（例如分裂症、酗酒、抑郁症等），都能增加企图自杀的风险，这些可能是惊恐障碍与企图自杀之间相关的基础。同时，美国全国共病调查（National Comorbidity Survey，简称NCS）根据DSM－Ⅲ对美国全国范围内的精神疾病进行评价，指出惊恐障碍的终生流行率为3.5%，而且有1.5%的被调查对象在调查期间患有惊恐障碍。NCS还发现，受教育程度在高中水平以下的人群患惊恐障碍的可能性要比受教育程度在大学水平以上的人群高出10倍。与受教育程度不同，收入水平与患惊恐障碍无关。故NCS研究小组指出，认知能力低下可能与惊恐障碍有一定关系；肤色或种族与患惊恐障碍无关；已婚以及拥有职业，在一定程度上能降低患惊恐障碍的风险。

如果不治疗，惊恐障碍患者在1周内可以有数次惊恐发作，甚至每天都可能发作。如果该病反复发作持续数周至数月，甚至达数年，可导致广场恐惧，在此期间可以有部分或完全缓解（即无惊恐发作或仅有很少症状的轻度发作）。惊恐障碍可以不影响患者的社会功能或工作，也可以对其造成严重的影响，特别是对于伴有广场恐怖的患者。

二、病因学与发病机制

迄今，关于惊恐障碍的起源主要有两个假说，一个认为是生化的异常，另一个则认为是认知的异常。下面我们就影响惊恐障碍发生的几个因素作些介绍。

（一）神经生物学因素

生化假说基于以下三方面的研究：部分化学物质如乳酸钠和育亨宾等对于惊恐障碍患者比对于健康人更容易诱发惊恐发作；某些药物可减少惊恐发作；大量研究表明，如果一级亲属患有惊恐障碍，那么实质上其患惊恐障碍的几率要比人群中的基本患病率高，这种遗传结果可能是通过神经生化机制介导的。由于可引起惊恐障碍患者惊恐发作的化学物质多种多样，故很难确定一个单独的共同机制，但大致可分为两类：一类可以诱发明显的呼吸症状，包括乳酸钠、二氧化碳、碳酸氢盐、异丙肾上腺素和多沙普仑等，这些药物引起的惊恐发作更类似于自发性惊恐发作，通过造成神经生理的功能障碍而直接引发惊恐。另一类很少诱发呼吸症状但有激活下丘脑—垂体—肾上腺（HPA）轴的作用，如育亨宾、聚氯苯哌嗪（mCPP）、芬氟拉明等能引起更广泛的焦虑或预期焦虑，通过造成身体极度紧张而使患者趋于惧怕，从而导致惊恐。胆囊收缩素（CCK）受体激动剂既能诱发明显的呼吸症状，也能引起 HPA 轴明显激活，因而具有上述两种药物的作用。

生化假说中有关发病机制还有突触前膜 β－肾上腺素受体异常的学说，这种受体正常时可限制脑内产生焦虑的脑区域突触前神经元的活动；此外还有苯二氮䓬类或 5－羟色胺（5－HT）受体功能的异常。

药物，尤其是选择性 5－羟色胺再摄取抑制剂（SSRIs）和氯米帕明治疗惊恐障碍有效，提示 5－HT 机制在惊恐障碍中很重要。采用同时有激动和拮抗 5－HT 受体的聚氯苯哌嗪和间接 5－HT 激动剂芬氟拉明进行激发研究，证明焦虑程度成比例地加重，但不一定导致惊恐发作，对惊恐障碍患者而言，这种焦虑程度的加重尤为明显。目前推测，惊恐障碍患者对 5－HT 能药物的激发反应过度是由于突触后对 5－HT 过度敏感所致。临床研究提示，起于中缝核的 5－HT 能神经元在调节复杂的威胁反应中起重要作用。这些 5－HT 通路激活了与处理威胁信息相关的更复杂的神经中枢，同时也抑制了与逃避行为有关的脑干中枢。

（二）心理因素

认知假说是基于有惊恐发作的焦虑患者比没有惊恐发作的焦虑患者更为担心严重的躯体或心理疾病的出现而提出的（Hibbert，1984），也就是说惊恐障碍在很大程度上就是患者自己“对恐惧的恐惧”。也有人提出惊恐障碍中焦虑是螺旋式上升的，焦虑的躯体症状激活了患者对疾病的担心，由此导致了更多的焦虑（Clark，1986）。

关于惊恐障碍是“对恐惧的恐惧”这一假说，有三种观点。第一种观点支持巴甫洛夫关于惊恐发作形成的内感受的条件反射学说。最初的惊恐发作引发了若干具体的躯体感觉（如心悸、气促等），这些躯体感觉作为条件性刺激导致随后的惊恐发作。第二种观点认为，惊恐发作是因为人们对某些良性的躯体感觉作出了灾难性的误解，将其当作是心理或生理上大难临头的先兆。例如，患者会把心悸误解成心脏病即将发作而非常焦虑，从而加重了恐惧的感觉，并积累到惊恐发作的程度。第三种观点强调，并非每个人都会对自己的躯体感觉作出恐惧的反应，只有具有焦虑性敏感的个体才往往比其他人群更容易对躯体感觉作出惧怕的反应。焦虑性敏感作为一种有个体差异的变量，是构成惊恐障碍的认知风险因素。它与特质焦虑在概念和个人体验上均存在差异。特质焦虑是指对范围广泛的潜在应激源作出恐惧反应的倾向，而焦虑性敏感则是指对那些与焦虑有关的躯体感觉作出恐惧反应的特定倾向。值得注意的是，在焦虑性敏感指数（该变量的一种问卷测试）上得高分的人，其反应表现和惊恐障碍患者对生物刺激（例如吸入二氧化碳）的反应一样，即使他们没有惊恐发作的病史。这些研究结果表明，对刺激的恐惧反应是恐怖症状的一种标志，但不是惊恐障碍本身的一种标志。纵向研究表明，在焦虑性敏感指数上得分较高的人，其患惊恐障碍和其他焦虑障碍的风险也较高。

（三）过度换气

早期的假设认为，慢性过度换气者容易出现惊恐倾向，因为他们要比其他人群更有可能体验到由于过度换气所诱发的感觉（头晕目眩等），使他们产生害怕，从而进一步引发换气过度、遭受惊恐。如此交互影响，直至导致真正的惊恐发作。然而，大多数的后续研究表明，惊恐发作患者常常不是慢性过度换气者。虽然主动的过度呼吸可导致惊恐发作是明确的，但目前还不能证明不自主的过度换气会引起惊恐障碍。由于惊恐障碍患者吸入二氧化碳后比对照组更易出现惊恐，因此可认为惊恐障碍患者对窒息感非常敏感，并表现为惊恐焦虑。在临床上，过度换气往往是惊恐发作的常见伴发症状，且若过度换气伴随惊恐发作，其他症状有可能会加剧。

（四）遗传因素

在惊恐障碍患者的直系亲属中，惊恐障碍的发生率为17.3%，而在健康对照者的直系亲属中，惊恐障碍的发生率为1.8%。一项有关惊恐障碍患者的研究发现，惊恐发作患者的同卵孪生兄弟或姐妹，有31%也同样出现惊恐发作；惊恐发作患者的异卵孪生兄弟或姐妹，则无一人出现惊恐发作。另一项有关人口的研究发现，当精神科医生根据搜集的资料作出诊断时，同卵所生的孪生儿中约23.9%有同样的惊恐发作，相比之下，异卵所生的孪生儿中只有10.9%有同样的惊恐发作。但是，当研究人员运用计算机对这些数据统计时发现，他们各自出现惊恐发作的几率是相似的：异卵孪生儿为14.5%，同卵孪生儿为14.6%。也有研究发现同卵孪生儿比异卵孪生儿在惊恐障碍上具有更高的患病一致率，但目前还没有一项研究表明同卵孪生儿惊恐障碍的患病一致率接近50%（研究结果表明患病一致率在14%～31%之间），这意味着基因与引起惊恐障碍有关，却并不是问题的全部。

当然，惊恐障碍在某些家族中比较多见，这提示患者可能具有遗传上的易感素质。这种特异质是归因于惊恐障碍自身的特点，还是由于过于活跃的生理反应（如过度换气等），或是归因于个体易对身体症状作出恐惧反应的人格特征，目前尚未有结论。

三、临床特征

惊恐障碍是指反复的，有时为不可预料的焦虑或惊恐发作。发作突如其来，让人极端痛苦，持续几分钟甚至更久一些。在惊恐障碍中，发作不限于发生在特定的可预料的情景中，发作后会持续担心再次发作。惊恐发作的重要特点为突然产生的焦虑，反应严重且担心会有灾难性的后果，有些病人有惊恐障碍性的过度换气，这可使症状加重。

过度换气是指呼吸浅快导致血液中二氧化碳浓度下降。过度换气引起的低碳酸血症可导致眩晕、耳鸣、头痛、虚弱感、晕厥、手足及脸部的麻木感或针刺感、手足抽搐和心前区的不适；还有矛盾的无法呼吸感，如果患者有这种感觉则会进一步加快呼吸。如果患者出现无法解释的躯体症状，那么应考虑到过度换气存在的可能性，通过观察呼吸形式常常可作出诊断。如果有所怀疑，进行血气分析可确定急性病例（二氧化碳分压降低，碳酸氢根相对降低，pH 值偏高或接近正常），但对慢性患者来说，血气分析的结果可能是正常的。

惊恐障碍的临床表现包括惊恐、预期焦虑、求助和回避行为三大类。其中惊恐发作的症状表现不一（见表 2－1），并非每位患者都具有所有这些症状。要诊断为惊恐障碍，DSM－Ⅳ要求在一次惊恐发作中至少包括 4 项症状，并在 10

分钟内达到高潮。典型的表现是，患者在进行日常活动时，如看书、进食或做家务时，突然感到心悸，好像心脏要从口腔里跳出来；胸闷、胸痛、心前区压迫感；呼吸困难，喉头堵塞，好像透不过气来，即将窒息；同时出现强烈的恐惧感，好像即将死去，或即将失去理智。这种紧张心情使患者难以忍受，因而惊叫、呼救。有的出现过度换气、头晕、非真实感、多汗、面部潮红或苍白，步态不稳、震颤、手脚麻木、胃肠道不适等植物神经过度兴奋症状，以及运动性不安。发作历时很短，一般 5 ~ 20 分钟即可自行缓解，或以打哈欠、排尿、入睡而结束发作。发作之后，患者自觉一切如常；但不久又可能突然发作。

由于惊恐发作时症状严重，而且恐惧强烈，患者一般竭力想逃避某种具有特殊功能的情境以期望惊恐停止，或者寻求帮助以防止崩溃、心脏病发作或发疯。患者在发作间歇期大多正常，但很多患者为发作时的躯体症状而苦恼，常常怀疑自己患有严重疾病，或者担心发作带来严重后果；也有较多患者持续性或间断性焦虑，担心还会再次发作，这被称为预期性焦虑。

惊恐发作有时但并不总是会导致对某些情境的广场恐怖性回避，可能感到在这种情境中躲避很困难或令人难堪，或者感到不能立即得到别人的帮助。因此，可将其分为惊恐障碍伴广场恐怖症和惊恐障碍不伴广场恐怖症两种类型。而偶尔出现的惊恐发作（即惊恐发作的频度不足以作出惊恐障碍的诊断）也可以出现在其他的精神障碍中，特别是在其他类型的焦虑障碍中。

表2－1　惊恐发作的症状（选自 DSM－Ⅳ）

气促感或窒息感	现实解体（非真实感）或人格
哽噎感	解体（感到脱离自己）
心悸或心率加快	感觉异常（麻木感或针刺感）
胸部疼痛或不适	发冷或潮热
出汗	震颤或发抖
头昏、失平衡感、头重脚轻、晕厥	害怕即将死亡
恶心或腹部不适	害怕失去控制或发疯

值得注意的是，虽然惊恐发作多数发生在白天，但有时也会在睡眠期突然出现。夜间或睡眠期的惊恐发作常常出现在非快速眼动睡眠阶段，所以很少以做梦为先导（梦境常发生在快速眼动睡眠阶段），且具有突然惊醒、恐惧和强烈的生理性唤起等特征。夜间惊恐发作在成人中要比在儿童中更为常见，患者有可能变得好斗，或者跑出房间，事后一般能清晰记得自己发病时的情形，并且很难再进入梦乡。而夜间恐惧（对儿童称之为夜惊，对成人称之为梦魇）在儿童中要比在成人中更为普遍，多出现在深睡时期（睡眠第四阶段），常以令人毛骨悚然的尖叫开始，患者很少能够记得这一幕，并且容易返回梦乡。

四、病例分析

小郭是一位 19 岁，文静、体型高瘦的在校大学生。从小父母就对她的身体状况很担心，认为她身子弱，“血虚”，常常熬些“补气补血”的中药给她喝，所以小郭也觉得自己身体状况欠佳，平添了几分担心。

一次，学校举行义务献血活动，年级里要求每位符合献血条件的学生都尽量参加，小郭看见周围的同学都十分踊跃地报名，她虽然担心自己的身体，却觉得不报名不好意思，所以也就不情愿地报了名。献血那天，校园里个个抽血点都排起了长龙，小郭一面排队，一面担心抽血后自己会更“血虚”，越想越着急。突然，她感到心跳加快，心慌得厉害，胸部疼痛，头发晕，喉部有哽塞感，喘不上气来，全身发抖，心情极度紧张，心想：“坏了，我身体本来就不好，现在心跳得那么快，胸部又痛，一定是患了心脏病。”她认定自己犯了心脏病，于是更加害怕，心脏跳得更快，更喘不上气来。她跌坐在地上，觉得自己就要死了，大声向周围同学呼救：“救救我！救救我！我心脏病犯了！”同学们七手八脚将面色苍白、冷汗淋漓、手脚颤抖的小郭送去了校医室。检查结果是，除收缩压轻度增高，心跳快一点外，心脏情况基本正常，根本没有患什么心脏病。20 分钟后，小郭病情缓解了。面对医生对有关检查结果的解释，小郭却坚决要求去大医院住院，作进一步检查。她对刚才发生的一切很害怕，生怕会再次出现。在一周的住院过程中，小郭主动要求做遍了有关心脏病的各项检查，结果证实小郭确实没有什么病，得知自己没有病的小郭不情愿地出院了。

此后的 5 年间她又经常出现急性、事先无法预料的“心脏病发作”。但检查结果总是与第一次一样，她没有心脏病。后来经内科医生介绍来精神科转诊检查后，诊断小郭患了惊恐障碍。

从以上的例子我们可以知道小郭的发作是惊恐发作。惊恐发作的症状十分类似心脏病发作或者其他躯体疾病急性发作，常常使患者误认为自己患有心脏病或其他严重的躯体疾病。惊恐障碍患者也常常因为惊恐发作而去医院看急诊。小郭就是认为自己是心脏病发作，怀疑自己有心脏病，并可能死于心脏病。她的惊恐发作没有任何诱因，也不限于某种场所或环境，因此是非预期性惊恐发作；每次发作时间短，发作后症状自行缓解，并在之后5年的时间里反复出现；在两次惊恐发作之间，患者非常担心再次发作。反复出现惊恐发作可诊断为惊恐障碍。

五、诊断标准

根据DSM－Ⅳ，惊恐障碍的诊断标准如下：

（1）兼有以下症状：

①反复发生无法预期的惊恐发作；

②一次发作以后一至几个月内至少存在以下一项：担心再度发作；忧虑发作所产生的影响或后果（如失去控制、心脏病发作、将会发疯）；与发作有关的行为显著改变。

（2）惊恐发作不是由活性物质（如成瘾药物、处方药物）或躯体情况（如甲状腺功能亢进）的直接生理效应所致。

（3）惊恐发作不能归因于其他精神障碍，如社交恐怖症（如暴露于所害怕的社交情境）、特定恐怖症（如暴露于特定的恐怖情境）、强迫障碍（如对污染有强迫观念的病人接触脏物）、创伤后应激障碍（如对与严重应激因素有关的刺激的反应）、离别性焦虑障碍（如对离开家庭或亲人的反应）。

由于现有的诊断系统对惊恐障碍的诊断标准有所不同，

更详细的资料可以参考 DSM－Ⅳ或 ICD－10。总体而言，在 DSM－Ⅳ中，如果惊恐发作无法预料地突然发生（即不是对已知的恐惧刺激的反应），并在 4 周内发作超过 4 次或在一次发作后的 4 周内持续担心另一次发作，那么就可诊断为惊恐障碍。ICD－10 的标准与此相似，但对病程的要求不那么精确，即发作必须反复出现，且与恐惧场景或物体无关，也不与明显的劳累或者暴露于危险或威胁生命的场景有关。

六、鉴别诊断

首先应进行实验室检查以排除急性器质性障碍所致的继发性焦虑症状，如心脏病、嗜铬细胞瘤、甲状腺功能亢进、癫痫及自发性血糖过低症等。通常惊恐障碍的患者在此前已经在内科医生处就诊过，基本排除了器质性疾病的可能。表 2－2 简单列举了惊恐发作与心脏病发作的鉴别要点。

表 2－2　惊恐发作与心脏病发作的鉴别

	惊恐发作	心脏病发作
疼　痛	性质较剧烈；定位在整个心脏；呼吸或按压胸口常加重疼痛；疼痛常持续 5～10 秒	有或无。如存在疼痛，性质多为压榨感（像有块石头压在胸前）；定位多在前胸上中 1/3，可延伸到左臂、颈和肩部；呼吸或按压胸口通常有持续疼痛，超过 5～10 秒

（续上表）

	惊恐发作	心脏病发作
针刺或麻木感	常为全身性	常出现在左上肢
呕　吐	少见	常见
过度换气	常在惊恐发作前出现	心脏病发作本身不会造成过度换气，但可能在心脏病发作后开始出现惊恐发作，从而出现过度换气
心电图	心率加快，但大致正常	有器质性心脏病的特征性改变

惊恐发作还可见于广泛性焦虑、恐怖性焦虑障碍、抑郁障碍中。

（一）广泛性焦虑

广泛性焦虑以持续的原发性焦虑为主要表现，经常或持续出现无明确对象和固定内容的恐惧或提心吊胆，常伴有自主神经症状或运动性不安。有些患者偶尔也发生一次惊恐发作，此时不应诊断为惊恐障碍；若患者反复发生非预期性惊恐发作，应同时给予两个诊断，即诊断为广泛性焦虑和惊恐障碍共病。

（二）恐怖性焦虑障碍

惊恐发作可能出现在恐怖性焦虑障碍中（多为广场恐怖症），但在这些恐怖障碍中惊恐发作是可以预测的，即仅发生在特定的刺激或情境中，这种情况下就不能作出惊恐障碍的诊断，只有不可预测的惊恐发作才可作出惊恐障碍的诊断。由于DSM－Ⅳ对惊恐障碍的分类不同于ICD－10，所以根据惊恐障碍和广场恐怖症之间可能存在的不同关系，在DSM－Ⅳ中的诊断也会有所不同。表2－3列举了惊恐发作与广场恐怖症的区别，表2－4列举了DSM－Ⅳ中惊恐障碍与广场恐怖症的相互关系及诊断。

表2－3　惊恐发作与广场恐怖症的区别

	惊恐障碍	广场恐怖症
惊恐发作的性质	非预期性	由外界情境决定惊恐发作，可预期性
恐惧的情境	不局限于任何特定的情境	特定情境，如广场、拥挤的场所、交通工具（如拥挤的船舱、火车车厢）等
恐惧的原因	无	过分担心在特定情境中没有即刻能用的出口，害怕难以逃离现场或出丑
求助或回避行为	有	有

表2－4　DSM－Ⅳ中惊恐障碍与广场恐怖症的相互关系及诊断

诊　断	非预期性惊恐发作	广场恐怖发作
伴广场恐怖症的惊恐障碍	√	√
不伴广场恐怖症的惊恐障碍	√	×
无惊恐障碍史的广场恐怖症	×	√

（三）抑郁障碍

抑郁障碍以持续的心境低落为核心症状，同时常伴有以下几种表现：联想困难或自觉思考能力下降；自我评价过低、自责或有内疚感；兴趣减退、无愉快感；精力减退或常常觉得疲倦；失眠、早醒；食欲减退或体重明显减轻；性欲减退；反复出现想死的念头或有自杀、自伤行为，等等。虽然在抑郁障碍的病程中也可以出现惊恐发作，并担心再次发作，但其并不是核心症状；同时，抑郁也可继发于惊恐障碍。值得提出的是，惊恐发作是相对短暂的，形容自己“整天惊恐”的患者实际上是处于非常焦虑的状态而并非惊恐发作。

七、病程与预后

研究发现，惊恐障碍具有焦虑和抑郁的长期波动性病程（Roy – Byrne 和 Cowley，1995）。有研究对惊恐障碍患者进行了 6 ~ 10 年的随访后发现，约 30% 的患者无症状；40% ~ 50% 的患者病情改善，但有残留症状；20% ~ 30% 患者的症状与原来差不多或稍恶化。据 Coryell 等（1982）的研究报道，惊恐障碍患者的非自然原因死亡率和男性中因心血管疾病所致的死亡率高于一般水平。

八、治疗

治疗的目的是消除患者的担心和防止再次惊恐发作。除了对可能致病的个人或社会问题给予支持性措施和关注之外，治疗方法主要包括药物治疗和心理治疗。

（一）药物治疗

1．**苯二氮䓬类**

大剂量的苯二氮䓬类可控制惊恐发作，但同时也会产生明显的镇静作用，影响学习和工作。阿普唑仑是一种高效的苯二氮䓬类药物，可大剂量给药而没有明显的镇静作用，但减少惊恐发作的疗效可能并不比相当剂量的地西泮更好，有效率约60%～75%。苯二氮䓬类药物有可能引起药物依赖，故撤药时应逐渐减量，以免出现戒断症状。

2．**丙米嗪和氯丙米嗪**

两者均为三环类抗抑郁药，有确切的抗惊恐效果，药物价格便宜。但起效慢，通常需4～6周才起效，临床使用时可合并苯二氮䓬类，先用苯二氮䓬类控制急性症状，在之后减量的同时将丙米嗪或氯丙米嗪的剂量缓慢递增。但此类药物不良反应较多，特别是抗胆碱能副反应能引起忧虑、失眠和心悸等，故用药初始剂量宜小，逐渐加量，最大剂量可达175～225mg/d。

3．**新型抗抑郁药**

选择性5－羟色胺再摄取抑制剂（SSRIs）对控制惊恐障碍有效，且用药安全，耐受性好，所产生的副反应要比三环类抗抑郁药容易耐受，与高效的苯二氮䓬类相比，也较少导致对药物的依赖性。有少量资料表明，当中断服用SSRIs时，该病复发的情况似乎要比中断阿普唑仑和其他苯二氮䓬类时少些。目前，SSRIs已成为治疗惊恐障碍的一线药物。其他如米氮平、文拉法辛等对惊恐障碍疗效相似。

4．**其他抗焦虑药**

如丁螺环酮可与SSRIs、苯二氮䓬类联合使用治疗难治性惊恐障碍。

（二）心理治疗

一般情况下，在药物控制惊恐发作后才进行系统的心理治疗。但在急性发作期，也可将两者结合起来。心理治疗主要有支持性心理治疗、积极心理治疗、认知行为疗法和使用问卷等形式的自我整合治疗，这里主要介绍后两者。

1. 认知行为疗法

这种疗法的重点在于影响人在体验惊恐和焦虑时的三个系统的相互作用，这三个系统分别为：触发焦虑或应激后产生的呼吸急促、颤抖、心悸、头晕等躯体反应；大脑中涌现出的一些灾难性的负性认知；为减轻躯体症状和负性思维而采取的回避行为。

针对患者对有关惊恐发作的误解（例如，患者常常认为“我会心脏病发作或就要死去”），可以采用认知重建技术纠正患者错误的认知模式，帮助患者认识惊恐发作不会危及生命。默想或暴露疗法可以使患者逐步适应并减少回避行为，内感受性暴露疗法就是其中一种（也称内感受展示训练，interoceptive exposure exercise）。它以经典条件反射或巴甫洛夫条件反射为依据，将患者反复暴露于与惊恐有关的躯体感觉中。这种方法通过逐渐地、有组织地诱发惧怕的躯体感觉，指导患者反复进行一系列的活动，使其习惯焦虑反应，以减轻患者对这些感觉的恐惧感，使其更容易放弃自己的负性认知，如通过过度呼吸产生过度换气的生理效应，用手捏鼻子并用一根小管呼吸以产生呼吸困难的感觉，通过在座椅上旋转产生头晕的感觉，在原地跑步增加心率，凝视一个人的手指产生不稳定感，等等。这样做的目的在于，有计划地展示无害的身体感觉，缓解患者对这些感觉的恐惧。

据研究报道，认知行为疗法可以消除80% ~90%患者的惊恐发作，且在治疗后的1 ~2 年内继续保持其疗效。事实上，接受认知行为疗法后消除惊恐的人数，其比例和运用药物治疗而治愈的比例相当，甚至还要高一些。此外，经过认知行为疗法而治愈的患者，复发率也比运用药物治疗而治愈的低，这可能与患者已学会了对躯体感觉不再有恐惧性反应有关。成本—效益的分析表明，就惊恐的认知行为疗法的短期效益而言，疗效与药物治疗相当；从长期效益分析，治疗费用较少，不会产生副反应或对药物的依赖性。

2. 自我整合治疗

通过使用自我问卷及评定表等形式，一方面可以控制惊恐症状并学习一些方法来改善它们，另一方面可以用适应良好的、自我肯定的思维取代那些诱发焦虑的思维，同时可以提高患者对惊恐发作的洞察力。以下节选了 Arthur E. Jongsma 在 *The Complete Anxiety Treatment and Homework Planner*① 中的几个整合治疗方法，以供读者参考，具体可参阅该书。

（1）惊恐发作的评定表：

0	10	20	30	40	50	60	70	80	90	100
无			轻微		中等			高度		严重

①请给在惊恐发作期间您的整体焦虑水平评分。

____

②您的惊恐发作的最高点是什么？

____

① 焦虑整合治疗方案. 李茹，傅文清主译. 人民卫生出版社，2006

③您的惊恐发作大约持续了多长时间？

____

④在您惊恐发作前不久您经历了什么问题或比较严重的事情？

____

⑤在您惊恐发作前不久，您有什么焦虑或负性的想法？

____

⑥在您惊恐发作时和发作后，您的家庭成员、朋友或同伴有什么反应？

____

⑦您采用什么策略来应付自己的焦虑？

____

⑧这些策略对处理您的焦虑有什么帮助？

____

⑨如果今后您再次惊恐发作，您会有什么不同的举动？

____

（2）应对惊恐障碍的10条规则：

①请记住焦虑和惊恐的感觉只不过是机体面对应激时的一种正常反应的夸大。

②焦虑和惊恐没有任何危害或危险，只不过是让人感到不愉快，不会有什么更糟糕的事情发生。

③不要让可怕的想法加剧您的惊恐，不要去想会发生什么事情，也不要去想事情的结果会怎么样等诸如此类的问题，停止把问题“糟糕化”。

④当您感觉到惊恐时，注意您的身体实际上正在发生什么变化，而不要注意可能会发生什么。

⑤请等一下，留点时间让恐惧自然消失，不要与恐惧抗

争，也不要逃跑，只需接受它。

⑥注意一旦您停止了用可怕的念头给您的恐惧加码，恐惧就开始逐渐消退。

⑦请记住，练习的主要目的是学会如何应对恐惧，而不是逃避恐惧。这是一个使您进步的机会。

⑧想一想尽管困难重重，但是您还是取得了进步，在成功来临的那一刻，想想您是多么的快乐。

⑨当您开始感觉好一些的时候，察看一下自己的经历并为下一步的行动做好计划。

⑩当您准备继续下去的时候，您要以一种平和、放松的心态开始，不要过于努力或急于求成。

以上是应对惊恐障碍的 10 条规则，请您写下对这些规则的看法，您认为在惊恐发作时这些规则对您有无帮助？

____

（3）打破惊恐障碍循环的问卷：

主要要求患者将问卷中的知识应用到实践中去，以备在感到惊恐发作时使用，只有这样，才能帮助患者改变或打破惊恐障碍的恶性循环。

①列出那些让您感到应激或焦虑的情绪方面或躯体方面的刺激。

____

②在接下来的一周里，当这些或者其他的情绪或躯体刺激出现时，使用下面的图表记录下您所做的事（包括躯体的和认知的反应）以及您还可能会做的其他事情，以缓解惊恐症状和减少惊恐障碍对您的影响。

1）焦虑时的躯体感觉（如头晕目眩、呼吸急促）

____

我能做什么（如深呼吸、呈现视觉意象、写日记）

____

2）负性思维（如心脏病就要犯了）

____

替代思维（过去我能挺过来，这次我也能挺过来）

____

3）回避行为（如躲在厕所吸烟）

____

挑战性行为（如和朋友交谈或打电话）

____

4）结果（如我独自一人待在家里，朋友们离我而去）

____

结果（如我对自己负责并能缓解焦虑症状）

____

第三章 广场恐怖症

广场恐怖症是指以身处广场、餐厅、剧院、商场等人多拥挤或远离家的场所或情境而产生的期待性焦虑和恐惧为特征的一种焦虑障碍，并伴有回避行为。其特征为：①害怕进入拥挤的场所；②害怕离家远行，特别是怕乘公共交通工具远行；③害怕陷入困境或受限制；④害怕离开给其带来安全感的场所或人物。广场恐怖症常常伴随突发而短暂的极度焦虑（即惊恐发作），而这种极度焦虑或惊恐发作则会导致患者躲避相关的情境，所以有些学者认为广场恐怖症是惊恐障碍的一种，有些学者则认为该病是从某种惊恐发作中产生的一种独立的疾病。故该病在 ICD－10 和 DSM－Ⅳ中的编码分类不同，在 CCMD－3 中，该病是恐怖症中的一种。

一、流行病学

广场恐怖症多起病于 20 岁左右，在 30 岁后又会出现一个起病高峰，首次起病年龄较社交恐怖症（多为青少年后期或 20 岁早期起病）和特定恐怖症（多为童年起病）的平均年龄晚。广场恐怖症的终身患病率约为2.9%～6.7%，女性约为男性的2倍。多数广场恐怖症患者经济收入和受教育程度均较低，且常常失业。是因为这种生活压力导致广场恐怖症的发生，还是因为患有该病而落入此等生活境地，尚不得而知。对广场恐怖症进行的一项社区调查发现，该病患者大多数至少还患有另外一种可诊断的精神障碍，例如重性抑郁症、特定恐怖症和惊恐障碍。尽管许多精神障碍随同广场恐怖症一起发作，但是患者甚少染上药物滥用的陋习，因而可推测广场恐怖症患者不大会用酒精或其他药物给自己治疗。

二、病因学与发病机制

广场恐怖症的发病机制尚不清楚，但目前一致认为此症是由一系列因素造成的，正是由于它们的协同作用才导致该障碍。其中，遗传因素和人格特征在发病中起重要作用。在广场恐怖症患者身上最突出的遗传易感因素就是神经过敏，情绪性、特质性焦虑或者“神经质”等人格特质，依赖型和回避型人格者易患该病。

若将广场恐怖症看作是惊恐障碍的一个亚型，其发病机制（生化假说）可能与惊恐障碍相似，本节就不再赘述。但该病有一个明显的特点，就是由特定的场景（或场所）刺激促发，所以不同的心理学派对其发病有不同的解释。学习理论认为广场恐怖症患者焦虑症状的泛化和持续与患者在越来越多的场景中产生对焦虑的条件反射有关，而回避行为的脱抑制以及对躯体反应的错误认知则导致焦虑症状的持续。这种解释与对动物的观察得到的结果一致，但还没有支持它的直接证据。精神分析理论则认为最初焦虑的产生源于无意识的精神冲突，实质上是由不可接受的性冲动或攻击冲动所致，而这种冲动被起病环境间接促发。然而，还没有支持它的独立证据。

1987年，Alan Goldstein 和 Dianne Chambless 提出了一个有关广场恐怖症的整合性理论。该理论运用行为和心理动力学概念来解释广场恐怖症的表现，其中包括典型的人格因素和人际交往风格。该理论认为，广场恐怖症患者的症状表现有以下几个方面：①害怕惊恐发作而不是害怕特定的场所；②在自我满足、独立性和自我肯定方面存在困难；③在出现情绪化感觉时，不能说出是哪个事件引起的；④在人际冲突的氛围中引发广场恐怖症的初始症状。该理论认为，这些因素的相互作用导致了广场恐怖症。

不过在有关广场恐怖症的当代理论中，David Barlow 提出的模型或许最为综合。她认为，惊恐是由于古老的警戒系统被激活而引起的，属于恐惧这种基本情绪，而焦虑则是一种较为一般的认知情感结构。惊恐用于应对下列三种警戒反应：①真实性警戒（true alarms），指的是由真正的危险引发的惊恐发作。②虚假性警戒（false alarms），指的是在不存在客观危险的情况下出现的惊恐发作，发生源自不断积累的一般压力相互作用的先天决定的遗传倾向。虚假性警戒不只焦虑障碍患者才有，任何人都可能体验到。③习得性警戒（learned alarms），指的是某些暗示线索引发的惊恐，这些线索可能是特定的恐惧客体（如各种特定恐怖症中的恐惧客体），也可能是机体的生理变化（如引发惊恐发作的刺激）。包含有关焦虑的认知图示起作用时会引发消极情绪，并由此导致随后的一系列事件（注意力指向内在的自我评定，唤起程度升高，注意范围变窄和过于警惕忧虑源等）。总体来说，

Barlow 的广场恐怖症模型是一个力图避免伴有广场恐怖症的惊恐模型。个体的易感特性与客观的压力相互影响，引起最初无暗示的惊恐发作和虚假性警戒。惊恐发作与内感性暗示的结合则导致暗示性习得警戒的形成。结果，因为担忧将来惊恐发作的不利影响，个体会产生一种由心理因素造成的易感特性。而自发性焦虑和认知方面的焦虑症状与别的躯体暗示相结合就会难以预料地引发惊恐发作。个体是否出现躲避行为取决于安全信号、各种文化和环境因素，而躲避行为一旦加剧就会引发伴有广场恐怖症的惊恐障碍。

三、临床特征

广场恐怖症有以下几个特点：

（一）场景

很多场景都可以引起患者的焦虑和回避行为，归纳起来，这些场景一般有 3 个共同点：人多拥挤、感到行动或离开受限、远离家或独处。这些场景包括在各种交通工具上（公共汽车、火车或地铁）、百货商场、餐厅、超市，或离开时会引起注意及不能迅速离开的地方（娱乐场所的中间位置、理发椅、电梯），其最重要的临床特征之一是过分担心在上述场景中没有即刻能逃离的出口。

首次发作的典型的广场恐怖症女性患者，常常在等候公共汽车或者在商场购物时突然发作。患者突然感到非常的焦虑，担心在这些场所中难以迅速离开，同时出现心悸、气促、眩晕等表现，所以选择马上逃离现场，回家或者去医院看急诊。当患者脱离所恐惧的场所后，症状多会迅速缓解。在下次进入相同或相似的场所时则再次出现焦虑，并再次逃离现场。这种情况反复出现，患者对场所产生的焦虑和恐惧的条件反射就不断得到强化，患者的回避行为也越来越多。当发生上述情况时，如果身边有朋友或家人陪伴，大多数患者的焦虑程度会减轻，甚至有宠物陪伴，患者也会感觉好很多。

（二）焦虑和预期焦虑

正如上面所说，患者在特定场景中会感到焦虑。虽然这种焦虑症状与其他焦虑障碍相似，但程度更为明显，主要表现为惊恐发作的频率高，担心晕厥和失控也较常见。同时，患者在进入恐惧的场所或场景前数小时甚至更长的时间就会出现明显的焦虑，这一症状被称为预期焦虑。若医生仅注意到这个症状，有可能误诊为广泛性焦虑。

（三）回避

由于患者逃离引起恐惧的场景后，焦虑可迅速缓解，当再次处于相同或类似的场景时，又会出现焦虑，因此患者以后会尽量回避引起焦虑的场景。随着病情的发展，患者越来越回避这些场景，结果出现广泛性回避症状，严重的患者最后只能被限制在家里，有学者称此为“居家主妇综合征”。

（四）其他症状

包括抑郁情绪、人格解体和强迫思维。抑郁情绪较常见，主要由焦虑和回避行为影响正常生活所致。不少患者广场恐怖症与抑郁障碍共病。部分患者有明显的人格解体症状或强迫性思维。

四、病例分析

小黄是一位勤奋、争强好胜的电脑编程员。同事们都很羡慕她，毕业于名牌大学，年纪轻轻就已经是公司电脑编程组的组长了。有一次，公司临时派她搭火车参加省外一个培训班，由于时间紧，小黄只买到了硬座车票。她上了火车后，看见硬座车厢人多拥挤，心里感到很不舒服，觉得头晕，呼吸也变得急促，突然想："在这么拥挤的地方，又是在火车上，万一发生什么事情，逃也逃不出去的，那该怎么办呢?"她越想越紧张，感到强烈的焦虑，心怦怦地跳，好像要从嗓子眼跳出来一样，呼吸也越来越困难，有一种就要晕倒的感觉。小黄趁火车还没有开，急忙挤下了车，坐在月台边休息了一会儿，才恢复过来。

小黄开始认为那次的感觉是由于车上人多引起的，没有注意。后来有一次和男朋友搭公共汽车去郊区游玩的经历让她觉得公共交通工具是一个令人恐惧的地方。那次小黄上车后看到公共汽车内站满了人，空间狭小，心中陡然升起一股厌恶的感觉。随着汽车快速向前奔驰，她又想："如果发生什么事，是逃不出去的。"她马上紧张起来，感到强烈的焦虑，胸发闷，头晕，呼吸急促，和上次在火车上的感觉一模一样。小黄事后回忆说，好在这次有男朋友在身边，让她觉得有了依靠，一路上忍受着恐惧，双手紧紧抓住男朋友，坚持到达了目的地。但从此以后，小黄看见火车或公共汽车就害怕，再也不敢乘公共汽车了，出去办事或者从外面回家，能走路的就走路，实在太远了，就搭出租车。可是后来发展到连搭出租车也觉得恐惧。

其实，小黄也知道自己的害怕太过头了，但就是控制不住。而这种情况严重影响了她的工作和生活，公司认为她神经过敏，不适合在工作节奏快的电脑编程组工作，将她调去了档案室整理文件；男朋友也不理解她的这种行为，认为她莫名其妙、不可理喻，结果也和她分手了。

从以上的例子我们可以知道，小黄患有广场恐怖症。典型的广场恐怖症患者常常在人多拥挤的场景发作，例如等候或乘搭公共汽车等交通工具。小黄第一次广场恐怖发作就是在拥挤的火车上，突然感到非常焦虑，同时有呼吸急促、心悸等躯体性焦虑的表现，担心难以迅速离开，所以选择马上逃离火车这个场景。之后逐渐发展到搭公共汽车，甚至搭出租车也会觉得恐怖。和惊恐发作不同的是，广场恐怖症出现于特定的情景，这种恐怖是可预期的。

五、诊断标准

该病以害怕到人多拥挤的场所，或害怕单独离家外出，伴有预期焦虑和回避行为为特征，可伴有或不伴有惊恐发作。广场恐怖症患者出现惊恐发作，可能是由环境引发或自发的，在这类患者中很多都符合惊恐障碍的标准。在 DSM－Ⅳ中，有惊恐发作的广场恐怖症被诊断为惊恐障碍伴广场恐怖症，没有惊恐发作者被归入无惊恐发作史的广场恐怖症。在 ICD－10 中则分为广场恐怖症伴惊恐障碍和广场恐怖症不伴惊恐障碍，同时也有单独惊恐障碍的分类。无论是 DSM－Ⅳ还是 ICD－10，诊断广场恐怖症均主要根据临床表现。表 3－1 列出了 DSM－Ⅳ中无惊恐发作的广场恐怖症和 ICD－10 中广场恐怖症的简化诊断标准，如读者有兴趣进一步了解广场恐怖症的不同分类和具体诊断标准，可参阅 DSM－Ⅳ、ICD－10 和 CCMD－3。

表 3－1　DSM－Ⅳ中无惊恐发作的广场恐怖症和 ICD－10 中广场恐怖症的简化诊断标准

DSM－Ⅳ	ICD－10
处于不能轻易离开或惊恐发作时无法寻求帮助的情境中出现焦虑	在喧闹拥挤的地方、公共场所、离家或单独外出的至少两种情境中出现焦虑
回避这些情境，或身处其中感到痛苦	明显回避恐惧的情境，因回避或焦虑感到十分痛苦，能意识到这是过分或不合理的
不符合惊恐障碍的标准	起病后至少一次在恐惧的情境中出现至少一项自主神经激活症状和其他一项焦虑症状，症状限于或主要见于处于害怕的情境中或想到此情境时
不是由其他障碍所致	焦虑或恐怖性回避不能用另一种精神障碍或文化信仰更好地解释

六、鉴别诊断

（一）广泛性焦虑

广泛性焦虑的焦虑是广泛的，不单在公共场所出现，在其他很多非广场恐怖症的特征性场景中也会出现，并且无广场恐怖症的特征性回避行为。当然，如果广场恐怖症很严重，患者在很多场景中都会出现焦虑，此时精神检查很难作出鉴别，详细了解病史有助于正确判断。

（二）其他类型的恐怖症

有些广场恐怖症患者会害怕社交场所，有些社交恐怖症患者会因感到被别人注视而回避拥挤的商场和车站。若害怕的场所仅限于社交场所，患者主要因为担心自己的行为举止被别人给予坏的评价而产生焦虑，这时应诊断为社交恐怖症。一般通过分析症状出现的时间先后和询问患者回避的形式可作出正确的诊断。

如果害怕的场所只限定于某一特定情境，害怕的是处于这些场所可能发生的灾难性后果，如死亡或受伤，那么属于特定恐怖症的可能性较大。

（三）强迫症

需要明确的是，强迫症患者回避公共场所是强迫思维的结果，如强迫恐惧被污染而回避某些场所或物体，而广场恐怖症患者的回避与强迫思维无关。

（四）抑郁障碍

广场恐怖症可以与抑郁障碍共病。一些长期广场恐怖症患者可能同时出现抑郁障碍，此时识别这些病例和对症治疗是很重要的。但一般而言，通过病史采集和精神检查可判断症状出现的先后和核心症状，从而鉴别两者。

（五）偏执障碍

具有偏执症状的精神分裂症患者偶尔会出现类似广场恐怖症的回避行为，通过详细的精神检查明确诊断，可发现此类患者是因为存在被害妄想或关系妄想等而回避公共场所。

七、病程与预后

广场恐怖症病程常有波动，许多患者可有短时间好转，甚至完全缓解。临床上多见病程很短的病例，但如果不予治疗，广场恐怖症也会发展为一种慢性致残性疾病，有研究报道，病程持续 1 年的广场恐怖症在治疗 5 年内的变化是很小的。

惊恐发作往往是广场恐怖症可能出现的先兆，但从惊恐发作演变到出现躲避行为，期间有一段时间历程。且广场恐怖症若伴随惊恐发作，其长期预后较差。一项长达 20 年的广场恐怖症随访研究发现，如果伴有惊恐发作的患者不予治疗的话，约 50% 的个体在社交和就业方面受到明显影响，至少有 80% 的个体偶尔会出现功能受损的症状。其他各类问题有的与广场恐怖症一同出现，有的则由于该病的发生而程度趋于严重，例如抑郁加重、出现自杀倾向、婚姻出现问题，以及陷入经济困境等。若患者在治疗结束后仍偶尔出现惊恐发作或躲避行为，那么这类患者很有可能会回复到治疗前的状态。此外，若家庭及社会的支持程度较低，或者遇到各种显著的应激源，患者同样可能出现病情反弹。

八、治疗

广场恐怖症在治疗上应首先排除抑郁障碍，因为广场恐怖症的症状有时也可出现在抑郁障碍中。对早期的患者，应积极鼓励他们回到所回避的场景，对已确诊的患者则结合行为、认知和药物治疗，尤其应注意对恐惧场景的暴露和应对惊恐发作的训练。药物则作为行为治疗的替代或辅助疗法，可以联合对以前害怕和回避的场景反复地自我暴露以减轻恐惧性焦虑并改变回避行为。若与抑郁障碍共病，应给予抗抑郁药治疗。由于广场恐怖症可以看作惊恐障碍的一个亚型，其治疗方法也与惊恐障碍类似，故具体可参阅第二章惊恐障碍的治疗。图 3－1 列举了广场恐怖症的简要治疗步骤。

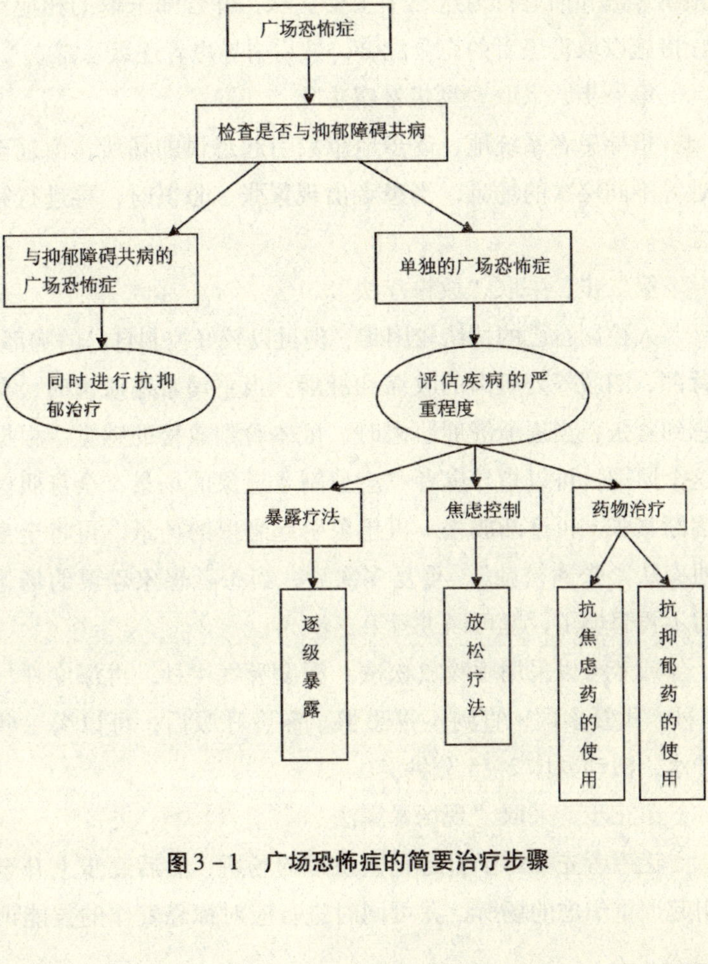

图 3－1　广场恐怖症的简要治疗步骤

（一）心理治疗

广场恐怖症的治疗以心理治疗为主，主要包括支持性心理治疗、认知行为疗法等。本节主要介绍其中的暴露疗法以及放松疗法。

伴惊恐发作的广场恐怖症的治疗以暴露疗法为主，可以先向患者说明疾病的性质，对患者解释会对场景产生焦虑、预期焦虑和回避行为这三个主要症状，并告知采取的相应治疗措施以取得患者的充分配合，然后引导患者逐级暴露。

第一步，采取“冥想暴露法”。

指导患者系统地、逐步地想象引起恐惧的场所，由远至近等不同层次的场景，当患者出现紧张、恐惧时，再进行第二步。

第二步，采取“放松疗法”。

人控制自己的情绪较困难，但可以较好控制自己的胸部、背部、四肢等处肌肉的收缩和舒展。当主动紧缩肌肉时，会感到紧张；当逐渐舒展肌肉时，可体验到放松的感觉。根据这个原理，可以指导患者“忘掉刚才想象的场景，全身肌肉逐渐紧张，再逐渐放松。再想象引起恐惧的场景，再将全身肌肉从紧张到松弛”。重复多次后，当患者想象恐惧的场景时不再恐惧了，就可以进行第三步。

或者可以采用呼吸放松法。深度吸气 4 秒，再深度呼气 4 秒，重复多次，直到不再恐惧。深度呼吸后，可以喝一些开水，活动身体 2 ~ 5 分钟。

第三步，采取“现场暴露法”。

让患者先暴露于引起轻微焦虑的场所，然后逐步上升至引起严重焦虑的场所，并可同时进行应对惊恐发作的技能训练。当进行现场暴露时，患者会感到强烈的焦虑或恐惧，但一旦掌握了控制焦虑的方法，并坚持处于引起恐惧的场所或场景，之后焦虑就会逐渐消退。取得良好治疗效果的关键是坚持治疗，在焦虑还没有消退前不应该让患者离开暴露现场，否则疗效只会适得其反。

暴露疗法对伴有惊恐发作的广场恐怖症患者治疗效果欠佳。在治疗中若出现惊恐发作，可以使用一些苯二氮䓬类药物控制惊恐发作，或者在放松疗法仍不足以缓解患者强烈的焦虑时，也可在实施暴露疗法前使用一些苯二氮䓬类药物。但在暴露疗法中使用药物的患者在停药后会有部分复发，同时治疗的目的是训练患者的自助能力，所以强调在广场恐怖症的治疗中，药物只是作为一种辅助治疗手段。

（二）药物治疗

1. 苯二氮䓬类

该类药物有明显的抗焦虑作用，但不主张连续使用超过3周，因为有形成滥用的风险，所以常常只是短期使用。临床上常使用阿普唑仑、艾斯唑仑、劳拉西泮等或丁螺环酮、坦度螺酮治疗频繁伴有惊恐发作的广场恐怖症。

2. 抗抑郁药

抗抑郁药可有效治疗恐怖症，三环类抗抑郁药（TCA）、选择性5－羟色胺再摄取抑制剂（SSRIs）和其他新型抗抑郁药（如SNRI及NaSSA等）同样可以控制恐怖症状，包括多虑平、安拿芬尼、氯丙咪嗪、麦普替林、氟西汀、帕罗西酊、金曲林、西酞普兰、氟伏沙明、米氯平、文拉法辛、曲唑硐等。

第四章 社交恐怖症

社交恐怖症又称社交焦虑症，在 DSM－Ⅱ中属恐怖症范畴，直到 DSM－Ⅲ才被单独划分出来。该病是一种过分的境遇性害怕，以害怕在公开表演场合或社交场合下被人审视或注视，担心在别人面前出丑或举止窘迫，遂回避这些社交场合为特征的心理障碍。当个体惧怕范围较广的社交情境时，称为泛化型社交恐怖症；当仅仅惧怕一种或少数几种社交情境时，则称为特定型社交恐怖症。值得注意的是，由于社交恐怖症患者避免谈论他们的害怕而常常不被人们识别，患者家人认为患者可能是性格内向或害羞，临床医生则有可能偏向于考虑是否继发于抑郁或者物质依赖而导致该病往往不能在早期被识别。

一、流行病学

社交恐怖症并不罕见，它与惊恐障碍、广场恐怖症一样颇为常见。1998 年美国全国同病调查（NCS）采用 DSM－Ⅳ－R 的诊断标准进行的调查结果显示，该病终生患病率为

13.3%，男性为11.1%，女性为15.5%。

同时，该病也存在共病现象。据美国流行病学监测点（ECA）的资料显示，社交恐怖症同特定恐怖症的共病几率为59%，广场恐怖症为44.9%，酒精滥用为18.8%，重性抑郁症为16.6%，药物滥用为13%，强迫障碍为11.1%。在大多数此类病例中，社交恐怖症的发作时间大约要比这些继发性精神障碍的发作早很多年（特定恐怖症除外）。泛化型社交恐怖症的病情比特定型社交恐怖症更严重，因而更容易并发上述精神障碍。

在国外，78.4%的社交恐怖症患者是在全科医师那里治疗的，21.6%的患者在精神科治疗，也有其他调查显示约有14.9%的患者在心理学家那里治疗。国内一项对5 000名医院门诊患者的调查表明，社交恐怖症患者约占综合医院普通门诊患者的19.6%和内科门诊患者的17%，但临床医师对该病的识别率却较低。

二、病因学与发病机制

社交恐怖症的病因和发病机制目前还未完全清楚，可能与多种因素有关。

（一）神经生物学研究

目前，这方面的研究并没有得到确切的证据表明社交恐怖症的病因和发病机制究竟和哪个神经生化递质或系统有直接的关系。除了激发试验研究外，研究较多的是多巴胺（DA）能系统和5－羟色胺能系统。

多巴胺阻滞剂可减轻由社交恐怖症引起的焦虑，社交恐怖症在帕金森病患者中患病率较高，单胺氧化酶抑制剂对治疗社交恐怖症有效，而且比三环类抗抑郁药疗效更好，这些提示多巴胺在社交恐怖症中起一定的作用。有研究表明社交恐怖症患者的多巴胺功能降低，纹状体部位的多巴胺减少。而 Nutt DJ（1998）等采用正电子发射扫描（PET）研究社交恐怖症，发现社交恐怖症患者与条件性焦虑患者都有分布区域相同的脑血流减少症状，同时社交恐怖症患者在右背外侧额前部皮质和左顶叶皮质有特异性脑血流增加。另有单光子发射计算机扫描（SPECT）研究显示，药物治疗后社交恐怖症患者左颞叶皮质前部和侧部活动减少，左额中叶皮质前部、侧部、后部、左扣带部也同样活动减少，而临床疗效不好的患者在左颞叶皮质前部和侧部及左额中叶侧部基底部位活动增多。也有 SPECT 研究发现，社交恐怖症患者纹状体 DA 重摄取位点密度降低。

同样，选择性 5 - 羟色胺再摄取抑制剂和单胺氧化酶抑制剂对治疗社交恐怖症有效，这些也提示 5 - 羟色胺在社交恐怖症中起一定的作用。有学者提出，社交恐怖症至少涉及两条作用相反的 5 - 羟色胺通路。一条上行通路从背侧中缝核到杏仁核和额叶皮质，被认为可促进条件性恐惧；一条下行通路从背侧中缝核到导水管周围灰质，被认为可抑制非条件性恐惧。在以上两条通路中，上行通路的 5 - 羟色胺有致焦虑作用，下行通路的 5 - 羟色胺有抗焦虑作用。同时，左旋多巴标记的药理学探针研究发现，社交恐怖症患者大脑神经细胞突触后部位 5 - 羟色胺能功能异常。但目前仍缺乏社交恐怖症有 5 - 羟色胺能功能异常的直接检查证据，如在外周用 5 - 羟色胺和血小板氚标记帕罗西汀结合功能均未发现异常。

也有研究表明，若以处于社交的情境作为条件评估，有社交恐怖症症状的个体中约50%的人出现肾上腺素的急剧上升，从而可将社交恐怖症患者与惊恐发作患者区别开来，因为惊恐发作患者体内肾上腺素的急剧上升无规律可循。此外，还有一系列评估对社会指责较敏感的特质与神经递质两者之间关系的研究，结果发现，特定神经递质的匮乏与对社交赞许和社会指责的心境反应之间存在相关性。这些研究提示，社交恐怖症患者和伴有非典型情绪抑郁的社交恐怖症患者，其神经递质的调节功能可能较差。抗抑郁药（如选择性5－羟色胺再摄取抑制剂、单胺氧化酶抑制剂）能改善社交恐怖症患者的症状，一方面与抑制特定神经递质的代谢有关，另一方面或许因为该类药物能使患者对批评和拒绝的敏感性下降。

（二）遗传因素

一般认为，社交恐怖症和社交性羞怯与遗传因素有一定的关系，社交恐怖症在社交恐怖症患者的亲属中比普通人群中更常见。单纯患社交恐怖症的患者其直系亲属中患该病的概率为16%，而从有社交性焦虑及羞怯的人群中随机抽取的个体患社交恐怖症的概率仅为5%。广泛性社交恐怖症患者一级亲属中患社交恐怖症的比例高于非广泛性社交恐怖症患者一级亲属中患社交恐怖症的比例。另外发现，同卵双生子与异卵双生子比较，前者一起患社交恐怖症的概率（约49%）要比后者一起患该病的概率（约30%）高许多。几个不同的研究者均报告了类似的研究结果，甚至在各类研究中性别因素的影响被排除之后，结果也是这样。目前认为，描述社交恐怖症成因的最佳模式是遗传因素与非特异性环境因素相互作用，其中遗传因素占1/3，非特异性环境因素占2/3；也就是说，遗传因素在社交恐怖症的易感原因中约占30%。

（三）人格因素

多数研究发现，有回避型人格的人群更容易患该病。回避型人格的主要特点是对批评、负面评价和遭到拒绝过分敏感，对日常生活中的危险和不愉快过分担心，常常缺乏自信，感到自卑。

（四）心理学研究

认知学派认为可能是在社交活动或与人交往中，对自己给别人的印象特别关注和对负面评价的过分担心促使了社交恐怖症的发生，这是一种不正确的认知。行为学派则认为该病是通过条件反射或学习获得的。

目前认为，社交恐怖症患者往往具有以下四种心理因素：①自发性唤起的知觉；②关注别人的警觉；③对人际交往存在某些不满意；④惧怕消极的评价。以上四点，尤其是后三种心理因素，已被认同是社交恐怖症的重要诱因，也是该病症状得以维持的原因。社交恐怖症患者认为，与其他人相比，自己缺乏社交技能。他们总是把别人对自己的表现所持的高期待想法与自己的某些不足之处加在一起，于是，就预感会获得一些消极的评价，并且倾向用消极的词语解释中性的反馈信息，甚至用消极的词语去解释较积极的反馈信息。如此恶性循环，最终导致对社交情境的恐惧。

三、临床特征

社交恐怖症的主要临床表现为显著的操作性社交恐惧，

过分的害怕被审视，害怕做出令人尴尬的行为。具体来说就是，当患者在社交活动中处于被观察、被关注的情况时，甚至在与他人（可以是一个人或几个人）交往时，立即感到不适当的过度恐惧或焦虑，出现自主神经活动增强的躯体症状（常常以脸红发抖或震颤最为常见）。由于强烈的焦虑或恐惧，患者会急忙逃离所在场合。患者在再次出席或参加社交活动之前，总会想到自己将被人评头论足地关注，因而引起焦虑，我们称之为预期性焦虑。这导致患者在引起焦虑的社交场合中焦虑发作更为严重，加重的焦虑症状使得其在社交活动中的表现更差强人意，患者更感到窘迫和焦虑，从而也使患者更加回避引起焦虑的社交场合。

根据患者的焦虑和恐惧出现的场合不同，例如这种焦虑可以出现在大部分的社交场合，也可以只在特定场合中才出现，故有学者提出社交恐怖症可以分为 3 个亚型：

1. **广泛性社交恐怖症**

害怕各种社交和职业场合。患者在大多数社交场合都会感到焦虑，包括社交场合操作性焦虑和与人交往的焦虑。操作性焦虑通常指对操作性事件的恐惧，例如害怕在公共场合吃东西、讲话等；与人交往的焦虑指对约会、参加聚会等需要与人接触的社交场合的焦虑。一个广泛性社交恐怖症患者可能会发展为几乎完全的社会隔离者，所以与其他亚型相比，广泛性社交恐怖症患者的社会功能受到的影响更为严重，终生患病率也更高（国外研究报道约为 7.7%）。

2. **非广泛性社交焦虑障碍**

患者只对 2 或 3 种社交场合感到害怕，终生患病率约为 5.9%。

3. 特定性社交焦虑障碍

患者仅对在公共场合讲话感到害怕，终生患病率约为2.0%。

此外，排泄恐惧、呕吐恐惧和儿童青少年社交恐怖症也要引起我们的重视：

排泄恐惧患者在公共厕所感到焦虑而解不出小便，或者频繁想解小便，同时害怕尿失禁，有些患者也会出现害怕或者急于要排便的症状。

呕吐恐惧指患者害怕自己在公共场所呕吐，常常见于害怕在公共汽车或火车上呕吐，所以当患者一处于这些场合时，便感到焦虑和恶心。

儿童青少年社交恐怖症患者发病于儿童，在童年期就表现为容易害羞或不喜欢参加社交活动，其临床表现与成人不完全相同，如因患儿面对社交场合时常哭泣、发脾气、发呆或退缩，使家长可能认识不到其对社交场合的恐惧反应是过分的或不必要的。儿童青少年社交恐怖症也常常与其他焦虑障碍或心境障碍共病。

四、病例分析

高高瘦瘦的小马是一位性格内向的大一学生。父亲是汽车维修工，母亲是纺织厂的工人，文化程度都不高，两人每月的收入除了维持家庭必需花销和供小马读书外，所剩无几。他们认为自己就是吃了没有文化的亏，所以对小马自幼管教严格，总是教导他“只能和成绩好的同学交朋友”，“现在社会风气不好，你一定要读好书为父母争气，读书期间绝对不能谈恋爱，早恋是没有好处的”，等等。小马在初一时曾给班里的一位女生写了封情书，不知怎的就到了他父母手里。那一天，小马妈妈气得骂了小马一晚，不但打了他，还罚他跪洗衣板，并扬言“如果你再写情书给女同学或者在读书期间谈恋爱，就打断你的腿”，等等。所以小马平时除了读书还是读书，平时交往的也只是读中学时班里的几个男生，一和女生说话就脸红、心跳、手足无措，心想：“自己就是个书呆子，又不会说话，如果和女生做朋友的话一定会给她们看出我有多笨多蠢，那多窘迫难堪啊，太丢脸了！”

大学里有很多社团，每年新生入学时，各种社团总是会举行很多宣传活动欢迎新生加入并免费散发宣传单。有一天中午，小马吃完午饭从饭堂走出来后，听见耳边一声悦耳的“同学，你好”，抬头一看，原来是一个漂亮的女同学正笑容可掬地递一份文学社的宣传单给他。小马突然觉得紧张得不得了，感到很尴尬，心怦怦地跳个不停，胆怯地不敢望那位女同学。当那位女同学再次微笑地对他说“这是我们文学社的宣传单，你需要看看吗”时，小马觉得自己很笨很自卑，心想她一定看出了自己有多糟糕，连接张传单都害怕，遂一下子推开那位同学的手，转身就逃走了。

从以上的例子我们可以知道，小马在社交活动中（主要是和女同学相处时）会感到不合理的过度紧张焦虑，出现脸红等自主神经活动增强的躯体症状。由于强烈的焦虑或恐惧，患者会急忙逃离社交场合。小马的这种情况和他的性格及成长史有关，父母的教育方式在一定程度上造成了小马对与异性交往的回避心理和焦虑。

五、诊断标准

ICD－10 和 DSM－Ⅳ对社交恐怖症的诊断标准是类似的，

主要不同之处在于 ICD－10 更强调焦虑症状，而 DSM－Ⅳ有一个附加标准，就是患者若不到 18 岁，则症状必须持续至少 6 个月。以下简要列举了 ICD－10 和 DSM－Ⅳ对社交恐怖症的诊断标准。

（一）ICD－10 中社交恐怖症的诊断标准

（1）在恐惧场景中出现两个及以上的焦虑症状，并至少有下列症状之一：脸红或发抖、害怕呕吐、害怕或者急于要排尿或排便。

（2）明显的害怕或回避成为注意的中心，害怕尴尬或者丢脸的行为举止暴露于社交场合。

（3）症状限于或主要见于处于恐惧的场景中或想象此场景时。

（4）显著的情感痛苦，可意识到是过分的或不合理的。

（5）不是继发于其他障碍。

（二）DSM－Ⅳ中社交恐怖症的诊断标准

（1）明显的害怕或回避暴露于有陌生人的场景，或者害怕做出尴尬或者丢脸的行为举止。

（2）在上述场合出现焦虑。

（3）意识到害怕是过分的或不合理的，影响社会功能或引起明显的痛苦。

（4）如患者未满 18 岁，症状至少持续 6 个月。

（5）不是继发于其他障碍。

六、鉴别诊断

大多数人都会经历正常的社会焦虑或回避，例如害怕在公共场所演讲，有些年轻女性在和人交往时也较为害羞，但这些表现一方面程度并不严重，另一方面也并不影响或妨碍其社交、工作及生活功能，所以不应诊断为社交恐怖症。DSM－Ⅳ对社交恐怖症所界定的基本特征是，明显和持续地惧怕人际情境或工作环境，患者处在这样的环境中会局促不安和窘迫。社交恐怖症患者害怕或躲避各种各样的情境，这些情境有的是他们被要求与别人打交道，有的则是需要在别人面前做某事。此外，社交恐怖症患者还害怕别人指出并嘲笑他在社交情境中会表现焦虑。

那么，社交恐怖症主要应该和哪些疾病鉴别呢？主要有以下几种：

（一）其他类型的恐怖症

通过分析焦虑产生的原因、情境、回避的场所这三点有助于我们鉴别各种类型的恐怖症（见表4－1）。

表4－1　惊恐障碍及各类恐怖症的鉴别

	惊恐障碍	社交恐怖症	广场恐怖症	特定恐怖症
焦虑产生的原因	没有具体的恐惧原因，非预期性惊恐发作	害怕被别人审视或否定，害怕别人看出自己的窘迫或丑态	害怕发生惊恐症状或害怕惊恐发作时很难得到帮助或者难以逃离现场	担心所害怕的物体或场景会引起伤害、死亡或其他严重后果（如被狗咬伤）
焦虑产生的情境	没有固定或特定的场所或情境	社交场合或公开表演场合	喧闹拥挤的地方、公共场所、离家或单独外出	某一种或少数特殊物体或情境，常见某些特定的动物或昆虫

（续上表）

	惊恐障碍	社交恐怖症	广场恐怖症	特定恐怖症
回避场所	不固定，可引起广泛性回避	引起焦虑的社交场合	出现惊恐症状的公共场合	导致恐惧的特定物体或情境

（二）惊恐障碍

惊恐障碍的患者也可能出现某些社交恐怖症的症状，但典型惊恐障碍的特征是反复发生非预期性惊恐发作，没有具体的恐惧原因，也不限于固定或特定的场所或情境，换而言之，惊恐障碍并不仅仅在社交场合发作。而社交恐怖症患者并没有非预期性惊恐发作，而且有具体的恐惧原因，也常常回避引起其焦虑的社交场合（见表4-1）。

当然，社交恐怖症也有可能与广场恐怖症、特定恐怖症或惊恐障碍共病，这时临床医生可以做个诊断，但需要确定哪个症状在现阶段最为重要及应该首先治疗哪个症状。

（三）广泛性焦虑

通过确定患者出现焦虑的场景，就可鉴别开来。广泛性焦虑患者的焦虑场景泛化，即使在没有人审视的情境下也感到焦虑。

（四）抑郁障碍

抑郁症患者常常感到自卑，缺乏信心，社会功能如人际交往等也会受到严重损害，但通过详细询问病史和做精神检查，可以分辨出核心症状和症状出现的先后，较容易进行两者的鉴别。

（五）回避型人格障碍

该类型的人格障碍常常与社交恐怖症相重叠，也通常伴有社会焦虑和回避，而社交恐怖症患者一般有回避型人格的特质，故两者鉴别比较困难。从理论上说，回避型人格障碍的特征为长期的羞怯和缺乏自信，而社交恐怖症一般有可识别的起病时期，且病程相对较短。

七、病程与预后

社交恐怖症的发作通常呈渐进性，很多社交恐怖症患者都不记得自己的症状具体是什么时候开始出现的。一些该病的患者报告说，在该病出现之前曾遭遇特定的应激事件。

社交恐怖症呈慢性波动性病程，病程平均持续 20 年，少有自发缓解，对家庭关系、受教育及就业机会产生明显影响。一项社区调查中确诊的社交恐怖症患者的症状平均持续接近 20 年。首发年龄多为 11～15 岁（平均为 14 岁），超过 80% 的患者在 25 岁前起病，最早 5～9 岁，男女间无明显差异。由于社交恐怖症的病程通常是持久的，常常持续人的一生，其严重程度可能会上下波动，使患者社会功能受损害的情况随遭遇各种生活应激源和生活需求而波动。社交恐怖症给患者带来的损害状况往往比想象中要严重，甚至会导致较严重的功能性后果。约 50% 以上被诊断为社交恐怖症的患者不能完成高中学业，约 70% 以上该病患者处于社会经济状况较差的人群中，只有约 22% 单一患有该病的患者自我评价能获得幸福快乐。而大多数社交恐怖症患者无法结婚。

八、治疗

治疗社交恐怖症的方法主要包括心理治疗和药物治疗。

（一）心理治疗

由于社交恐怖症呈慢性病程，大多数患者会出现一定程度的影响社会功能，因此需要进行较长时间的心理治疗，主要有支持性心理治疗、认知行为疗法和社会技巧训练等。至于具体采用哪种心理治疗方法，需要和患者的症状表现和发病特征联系起来。一些已经得到确定的心理干预的共同要素构成了有效心理治疗的基本成分，总结为以下5点：

（1）开展界定社交恐怖症特征和治疗的教育。社交恐怖症患者常常羞愧于自己存在的问题，认为这些问题只有自己才存在，所以不想和别人讨论。通过教育，可以让他们了解其实大家都知道这类问题，而且不少人还患有这类障碍。这样做可以使患者放心，从而减轻焦虑。

（2）学习缓解焦虑的技术，例如放松训练、用力呼吸等。这些技术通常能用来缓解恐惧情境本身造成的焦虑，也可以缓解预期性焦虑。社交恐怖症患者处于高度的唤起状态，常表现为因焦虑而产生各种躯体体验。采用这些缓解焦虑的技术可有效减轻焦虑，并有助于患者恢复自信。

（3）推行认知再训练技术。认知再训练能够用来改变那种因患有焦虑症状而感到羞愧或害怕受人嘲笑的夸大想法。通过向这些不切实际的错误信念挑战，患者可对照现实重新审视自己怀有的想法，甚至消除或重新构建所谓他人的消极评价。尤其对于程度较重的社交恐怖症患者，他们在认知方面带有很浓厚的负面色彩，对自己在社交情境中的行为表现倾向作负面的评价；对自己表现的能力期望过低；互动时，容易出现负面的思想；在知觉方面，注意力不能集中于处理互动情境，以致影响了社会行为，所以这时进行认知治疗是十分必要的。

认知治疗需要让患者认识到以下几点：

①人对自己的行为，特别是在社会情境中的行为，都会暗自评述。

②负面的自我评述往往妨害行为表现，使人产生焦虑情绪。

③正面的评述可缓解焦虑情绪，促进行为表现。

④通过思想训练，对行为表现和情境要求作正面的评述，可达到缓解焦虑情绪的目的。

认知治疗训练有以下几个程序：

①认清不切实际的和令人气馁挫败的负面想法。

②对在社会互动中可能出现的负面想法增强意识。

③警惕负面认知的产生，认清它对行为和情绪的不良影响。

④破除负面的认知，培养正面的思想。

⑤反复练习，在日常生活中加以应用。

（4）采用暴露疗法。引导患者进行冥想暴露，在想象中逐渐适应社交场合后，再在现场暴露中逐步进入所害怕的社交场合，最终完成社交适应的训练。这种自我接触恐惧情境的方法，能够帮助患者逐步做到敢于面对恐惧情境，认识到自己完全能缓解焦虑以及可以在社交情境中积极自如地行动。这种暴露治疗的过程类似于广场恐怖症章节中介绍的逐级暴露法，只是需将引起焦虑的场所进行替换，具体可以参考前一章节，这里就不再赘述。

（5）进行人际交往和沟通技巧的训练。让患者暴露于一些会引发焦虑的社交场合时，同时需要练习一些人际交往和沟通的技巧，因为将暴露和社交技巧训练截然分开常常是不可能的。而社交技巧训练正是一种综合的暴露措施，包括示范、行为演练、强化、练习言语和非言语性沟通等技巧，适用于沟通和情绪表露严重缺乏的社交恐怖症患者。因为这类患者在与他人交往、自我肯定以及如何与人交谈等方面较为欠缺。通过这方面的训练和实践，将有助于他们改善社交技能，增强他们的自我肯定和与人交往的自信心。同样可采用认知行为疗法中的集体治疗，这种疗法也可为患者提供现场练习的机会。

（二）药物治疗

在开始药物治疗前，应向患者解释精神性和躯体性焦虑的机制。仔细向患者说明了治疗药物的优缺点，如起效慢或治疗初期的神经过敏等不良反应，可使病人更好地配合药物治疗。

1. 单胺氧化酶抑制剂

过去认为非选择性单胺氧化酶抑制剂苯乙肼是治疗广泛性社交恐怖症最有效的药物，成人推荐剂量为45～90mg/d，但由于该药副反应较大，目前已很少选用。选择性单胺氧化酶抑制剂吗氯贝胺也可用于治疗社交恐怖症，但疗效不如苯乙肼，成人推荐剂量为300～600mg/d。

2. 选择性5－羟色胺再摄取抑制剂

虽然这类药物临床疗效不如单胺氧化酶抑制剂，但由于其副反应较小，患者依从性好，对治疗社交恐怖症疗效确切，目前已成为很多临床一线医生的首选用药。其中，氟伏沙明、帕罗西汀和舍曲林的疗效似乎较西酞普兰、氟西汀好，成人推荐剂量依次为100～300mg/d、20～50 mg/d、50～150 mg/d、20～60 mg/d及20～40mg/d。另有研究指出，对选择性5－羟色胺再摄取抑制剂部分有效的社交恐怖症患者，用丁螺环酮增强疗效是有效的临床诊疗方法之一。

3．苯二氮䓬类

使用该类药物的主要目的是在其他治疗显效前帮助患者应对社交场合，例如为了使患者应对某个社交场合或者完成某项任务，可提前给患者服用艾司唑仑或阿普唑仑。但需注意该药长期使用有导致滥用的风险。

4．β－肾上腺素受体阻滞剂

该类药物主要用于控制特定性社交恐怖症患者（害怕面对公众讲话）出现的心悸和颤抖，但对社交恐怖症的总体疗效并不优于安慰剂。在使用过程中，需注意此类药物会出现镇静、疲乏、口干，偶尔也会出现意识模糊等副反应。

第五章 特定恐怖症

特定恐怖症在历史上曾被称为“简单恐怖症”、“单一症状恐怖症”或“病灶恐怖症”。DSM－Ⅳ把特定恐怖定义为对物体或动物产生非理性和持久的害怕。当面对恐惧情境时，患者可能会出现惊恐发作，故该病也是一类情境决定性或情境倾向性的急性焦虑发作或惊恐发作。特定恐怖症患者回避恐惧情境，这种不合理的恐惧和回避常常会影响其生活和工作，所以不同于我们常见的那种正常的恐惧情绪反应。

一、流行病学

特定恐怖症的患病率有明显的年龄和性别差异。国外研究报道，大多数特定恐怖症患者在童年发病，动物恐怖症患者平均发病年龄为 7 岁，血液恐怖症为 5 岁，牙科恐怖症为 12 岁，而幽闭恐怖症平均发病年龄为 20 岁。轻微的恐怖症状在儿童中很常见，恐惧对象通常为动物、黑暗、学校和死亡。严重特定恐怖症的发病率随儿童年龄的不同而不同，例如，严重持续的动物恐怖症一般在 5 岁前起病。而绝大多数患者到青少年早期，其症状都能得到改善。各种特定恐怖症始发年龄的差异表明，在个体的发育过程中不同的致病因素在起作用。

1994 年 Kessler 等采用 DSM－Ⅲ－R 诊断标准，估计成年人特定恐怖症的终身患病率男性为 4%，女性为 13%。同年，美国全国同病调查（NCS）显示男性终身患病率为 6.7%，女性为 15.7%；在各型特定恐怖症中也同样存在性别差异，动物型和自然环境型特定恐怖症中女性为 75%～90%；高处恐怖症中女性比例稍低，为 55%～70%；血液损伤型特定恐怖症中女性占 55%～70%；场景型特定恐怖症中女性占 75%～90%。

二、病因学与发病机制

（一）遗传因素

国外进行的一项对 2 000 对被诊断为特定恐怖症的女性双生子的研究结果表明，特定恐怖症有中等程度的遗传易感性，该项研究者认为特定恐怖症的病因模式可能为一定的遗传易感性结合恐惧性的特定应激事件。也有研究报道 31% 的特定恐怖症患者的一级亲属同样患有该病。证据表明，遗传因素始终对特定恐怖症的发展起着一定的作用。而且，导致特定恐怖的遗传因素似乎具有普遍的性质，也就是说，遗传的是一种使人易于出现焦虑的特质，而不是遗传特定恐怖本身。在某些病例中，这种先天倾向表现为特定恐怖症，而在其他一些病例中则可能表现为社交恐怖症或广场恐怖症。其中血液损伤型特定恐怖症的遗传倾向最为明显，在患者的一级亲属中发生率很高，而且所遗传的是容易引发这种恐怖症的易感特性。

（二）心理学研究

1. 认知行为理论

经典性条件作用是一个使同时出现的不同刺激形成联结的过程。1920 年，华生和雷纳在对一个名叫阿尔伯特的 11 个月大的婴儿身上引起恐惧反应的实验中最早发现，人类可以通过经典性条件作用获得恐惧反应。虽然恐惧的经典性条件作用模型解释了人遭遇习得性恐惧刺激时为什么会表现出主观的生理性恐惧反应，但并不能说明恐怖症患者为什么会表现出持续的躲避反应。而后，人们发展出能解释恐惧反应和躲避反应出现的二阶段模型：第一阶段，经典性条件作用解释个体习得的恐惧反应；第二阶段，工具性条件作用解释个体习得的躲避反应。但该模型仍存在以下缺陷：①条件作用取向不能解释特定恐怖为什么呈非随机分布，即为什么某些个体比其他个体更容易患该病。②个体遭遇厌恶刺激后通常不会产生恐怖症，需将其与中性刺激反复匹配。

总体而言，认知行为理论认为特定恐怖症是由相关的学习引起的，即由于某些无害的事物或情境与令人害怕的刺激多次重叠出现而形成条件反射，该事物或情境获得了引起焦虑的性质，成为患者恐惧的对象。例如儿童在实验条件下，令其反复面对令人害怕的声音和与声音同时出现的老鼠，则可形成该儿童害怕老鼠的条件反射。

成年人特定恐怖症可能以这种方式起病，也就是可能与高度的应激体验有关，例如对狗的恐惧可能来自曾遭遇野狗追赶或被野狗咬的经历。另外有些特定恐怖症可能通过观察学习而获得，例如，儿童可能因看到母亲或其他亲人对狗的恐惧反应而形成自身对狗的恐惧。认知因素包括对恐惧场景的预期焦虑和对恐惧刺激物的选择性注意。

2. **精神分析理论**

认为恐惧与外界刺激无关，而与内在的焦虑源有关。这种焦虑源被抑制并被排除在意识之外，通过置换依附于外界事物，而恐惧的对象正是内在焦虑源的置换表现。

3. **应激**

有部分特定恐怖症患者的发病与应激事件有关，多为严重的创伤性事件，有学者称之为恐惧特异性应激事件。

（三）神经生物学研究

对特定恐怖症进行的神经生物学研究很少，在现有的研究中，除了发现血液损伤型特定恐怖症与血管迷走神经反应有关之外，并没有发现明显的神经生物学改变。

三、临床特征

与其他类型的恐怖症一样，特定恐怖症的临床表现也包括预期焦虑、由恐惧物体或情境引起的焦虑发作、为了减轻焦虑而采取的回避行为这 3 个方面。该类患者恐惧的往往并不是与害怕的物体或情境接触，而是担心接触后会产生怎样的可怕后果。每一种类型的恐怖症患者所恐惧的最终原因可以完全不同，即使对同一物体恐惧的特定恐怖症患者的恐惧原因也可以是不同的，只有分析患者的最终恐惧原因才能找到治疗的重点。例如，有两个特定恐怖症患者均对飞行恐惧，但他们所恐惧的原因并不一样，一个是害怕高空或密闭空间，另一个是对以往航空意外的条件反射性恐惧。

在没有遭遇恐惧性物体时，特定恐怖症患者在生理唤起水平上与无恐怖症个体没有差异。然而在面对所害怕的物体或场景时，患者除体验到强烈的焦虑和恐惧之外，还会同时出现明显的自主神经活动亢进的症状，如气促、心悸、全身发抖或震颤，甚至晕倒，严重者可出现惊恐发作。人们通常所说的“见血就晕”的晕血症，其实就是一种特定恐怖症。患者焦虑的严重程度也是不尽相同的，主要与恐惧物体或场景的性质和位置不同有关。对于一个恐惧猫的患者而言，是看见远处一只坐着不动的猫引起的恐惧强烈还是看见一只向他飞奔而来的猫引起的恐惧强烈呢？答案自然是后者。

引起特定恐惧的情境范围并不广泛，常见的有以下两类情境：一类是有可能造成伤害的动物或毒昆虫的情境，另一类是高空或密闭的空间，可能溺水和窒息的情境。

（一）DSM－Ⅳ根据恐惧对象的不同将特定恐怖症细分为5类

（1）动物型，如老鼠、狗、蜘蛛、昆虫等。

（2）自然环境型，如打雷、闪电、洪水等。

（3）血液、注射和创伤型，如流血、打针、有创伤的医学治疗或检查等。

（4）情境型，如电梯、飞机、隧道等。

（5）其他类型，如害怕哽咽、窒息恐怖等。

特定恐怖症的类型常随始发年龄、家族群体和对恐惧性刺激的生理反应的变化而异。

（二）几种特殊类型的特定恐怖症

（1）血液损伤型特定恐怖症。该类患者看见血或者损伤的情景时会感到恐惧，但同时出现的自主神经系统反应与其他类型的特定恐怖症不同。一般来说，恐怖症患者出现急性焦虑发作时，自主神经活动是增强的（如心跳、呼吸加快），而此类患者的生理反应特点是在经历最初的心动过速后，接着出现心动过缓、血压下降、脸色苍白、眩晕、恶心等血管迷走神经反应，严重时甚至出现晕厥。

（2）牙科治疗恐怖症。约有5%的成人害怕牙科椅子。当这种恐惧十分严重时，会使患者回避所有的牙科治疗而导致严重的龋齿。

（3）哽咽恐怖症。该类恐怖症很少见，可以在儿童期发病，也可以在成年后经历噎食而出现。患者害怕进食吞咽时被哽住，可伴有过度的呕吐反射。

四、病例分析

小孙是一位自幼胆小的高中女生，她不喜欢动物，尤其怕猫。若在路上看见猫朝着她走来，会立即绕路；即便是远远看见猫，也会感到心慌和恐惧，手心直冒汗，虽然她知道这是不必要的，但还是无法控制，最后还是选择绕路走。

有一次，小孙的同桌邀请小孙和班里的其他女生到家里玩，小孙欣然答应了。刚进同学家门，小孙突然听见几声清脆的"喵喵"声，心里一颤，马上问同桌："你家养了猫啊？"同桌说："是啊，一只很可爱的黑猫呢。"话还没说完，小孙已经看见一只硬挺挺地竖着尾巴的黑猫从里面的房间走了出来，小孙很害怕，一声尖叫，抓起刚放下的书包就夺门而逃。

第二天，同桌问小孙怎么回事，小孙很不好意思地告诉同桌她怕猫。小孙很清楚地记得那是因为初一时发生的一件事令她对猫产生了恐惧。那一天，小孙很早就吃完了早饭，赶着回学校搞卫生。结果当电梯下行到住宅楼一楼，电梯门打开的时候，门口猛然冲来一只硕大的白色长毛猫，龇牙咧嘴地冲着小孙大声地“喵喵”叫，当时小孙吓得哭了起来，只是拼命地尖叫，心想“那猫的牙齿那么尖，我又出不去，肯定会被它咬死的”，幸好门口的保安及时过来赶走了那猫。

从此以后，小孙变得怕猫。在她眼中，猫并不是宠物，更谈不上可爱，而是有着尖尖牙齿、会咬人的可怕动物。

这是一个典型的特定恐怖症的病例，按照DSM－Ⅳ的分类，属于动物恐怖症。小孙在看见猫时，除了感到强烈的焦虑和恐惧外，还出现明显的自主神经活动亢进的症状，并产生明显的回避行为。从小孙在初一时发生的那件事来看，她真正恐惧的是担心接触猫后会产生的可怕后果（害怕被猫咬）。

五、诊断标准

以下简要列举了ICD－10和DSM－Ⅳ关于诊断特定恐怖症的特征：

（一）ICD－10中诊断特定恐怖症的特征

（1）对一种事物或情境有持续和不合理的担心。

（2）当接触恐惧情境时，立即有焦虑反应。

（3）回避恐惧情境或在此情境中出现极度焦虑。

（4）恐惧、回避或痛苦妨碍了患者正常的生活和社会活动。

(5) 认为这种担心是不合理的或者过分的。

(6) 排除由惊恐障碍、社交恐怖症、广场恐怖症、强迫症和创伤后应激障碍引起的恐惧。

(二) DSM－Ⅳ中诊断特定恐怖症的特征

(1) 心理或自主神经症状必须是焦虑的原发表现，而不是继发于妄想或强迫思维等其他症状。

(2) 焦虑的出现必须局限于面对特定的恐惧物体或情境时。

(3) 尽一切可能对恐惧情境加以回避。

包括高空恐惧、动物恐惧、幽闭恐惧、考试恐惧、单纯恐惧等。

六、鉴别诊断

在排除了正常恐惧之后，特定恐怖症还应与可引起恐惧反应的其他一些疾病鉴别。DSM－Ⅳ确定了鉴别特定恐怖症的三个主要特征：①恐怖指向一类有限的刺激；②遭遇这类刺激引起恐怖和躲避行为；③这种恐怖是非理性的，严重到妨碍日常生活的程度。此外，这种恐怖会持续很长一段时间。由于对特定恐怖症的诊断很少有困难，在此简述如下。

(一) 其他类型的恐怖症

详见第四章表4－1。

(二) 惊恐障碍

详见第四章表4－1。

（三）强迫障碍

虽然有时强迫障碍也会出现对特定物体或活动的害怕和回避，但通过病史采集和精神科检查可以发现相关的强迫性思维。例如，避免用刀子，是为了避免用刀伤人的冲动；避免用化学制品，是为了避免被污染。也就是说，特定恐怖症患者的恐惧和回避行为与恐惧对象可引起的严重后果有关，而强迫障碍患者的恐惧和回避行为与强迫性思维的内容有关。另一鉴别点是，特定恐怖症患者意识到自己恐惧并回避的这种想法是不合理的，但并不会像强迫障碍患者那样抵抗这种想法。

（四）抑郁障碍

特定恐怖症与抑郁障碍可以共病。若有些病人以长期的特定恐惧为主诉来就诊时，临床医生必须警惕抑郁障碍潜在的可能，因为抑郁障碍可使患者对恐惧的耐受性降低。

七、病程与预后

儿童恐怖症大多到青少年早期就自然缓解，若持续到成年期，则缓解率低。一般来说，起源于幼年的特定恐怖症可能持续多年，在成年期应激事件后出现的预后较好，病程越长，治疗效果则越差。

特定恐怖症的自然病程通常是慢性的，其特征表现为轻微而非严重的焦虑症状长时间持续着。仅有 16% 的特定恐怖症患者在 7 年的随访期中完全摆脱此类焦虑症状的困扰。同时，特定恐怖症患者很少主动求医，即使症状严重影响他们的社会生活和职业活动，即使治疗的治愈率非常高也不例外。

八、治疗

一般来说，只有当特定恐怖症明显影响了患者的社会功能时才需要治疗，最典型的治疗方法是运用康复范例（re-conditioning paradigm）。对特定恐怖症患者而言，无论是通过直接联想、替代学习，还是由于引发焦虑的信息、动物、暴风雨或血液等中性刺激均已与焦虑反应形成联系，在强化刺激和无条件刺激不出现的情况下，向恐怖症患者呈现恐惧刺激可削弱其对这种刺激的恐惧感。具体实施时，可联合多种治疗方法，最常使用的是行为疗法中的暴露疗法，此外放松疗法也常使用。对特定恐怖症，一般不采用药物治疗，仅在患者暴露治疗前的预期焦虑较为严重时，才使用小剂量的苯二氮䓬类药物或β－肾上腺素受体阻滞剂。若合并抑郁障碍，需要给予抗抑郁剂治疗。

暴露疗法的实施过程：在实施时恐惧刺激强度从引发焦虑的最低水平按等级依次排列，并且系统地同那些与焦虑不相容的反应一一配对。例如治疗猫恐怖症个体时，处于低等级的恐惧刺激可以是一幅猫的图片，而处于高等级的可以是一只装在玻璃笼子中的活猫。设计好恐惧等级后，再让患者学会一种放松躯体的方法。最后让患者按等级挨个接触恐惧刺激，同时保持放松状态。恐惧刺激被反复呈现，直到患者报告说他不再对这些恐惧刺激产生焦虑为止。当患者面对某种恐惧刺激习以为常时，让患者继续接触恐惧等级更高的下一个刺激，直到他能以最低的焦虑水平面对所有等级的恐惧刺激。按照这种方法治疗，要想象患者可遭遇的所有刺激。另一种治疗形式则要求患者直接接触真实生活中的恐惧刺激。有研究发现，接触真实情境的治疗方法效果较好，治愈率超过85%。图5－1简要列举了治疗特定恐怖症的基本步骤。

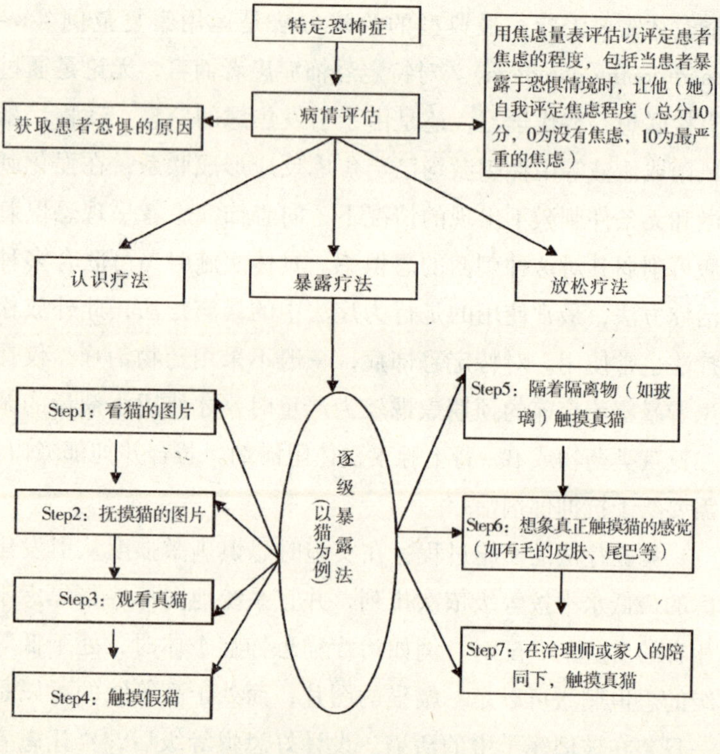

图5－1　特定恐怖症治疗的基本步骤

值得一提的是，血液损伤型特定恐怖症也可用上述的方法治疗。但是在治疗过程中，恐惧刺激必须与抵制血压降低的肌肉拉紧法相匹配（血压降低是这类恐怖症的特征之一）。匹配疗法反复多次实施后，个体在看到血液时就不会体验到血液损伤型恐怖，血压也不再下降。

特定恐怖症患者的恐惧强度在治疗后通常能有较大的改善，但很少完全消失，必须通过长期的反复训练才能完全消除恐惧。

第六章 广泛性焦虑

广泛性焦虑表现为对日常生活过分的难以控制的担心和焦虑，是一种以显著持续的紧张不安，伴有植物神经功能兴奋和过度警觉为特征的慢性焦虑障碍。典型患者常具有特征性的临床体征，如面容紧张、眉头紧锁、坐立不安（严重时可伴有颤抖）、皮肤苍白、大汗淋漓（以手心、脚心、腋窝为甚）。

一、流行病学

一项对老年人进行的研究发现，广泛性焦虑是最常见的焦虑障碍，人群的发病率为10.2%。该病同时也是一种慢性疾病，其终身患病率在美国为5%～6%，并与许多躯体疾病相关联，相当比例的患者还与抑郁障碍和其他焦虑障碍共病。世界范围内成人的广泛性焦虑终身患病率约为4.1%～6.6%，年患病率约为1.1%～3.6%。发病年龄变化很大，其中45～55岁年龄段发病率最高，女性患病率是男性的2倍。由于使用不同的诊断标准，不同的调查获得的发病率和患病率也有所差别。

在基础卫生保健中，广泛性焦虑也是最常见的诊断之一。该病患者常常先去消化科就诊，而不是去精神科。并且，该病较抑郁障碍的识别率低，约 56% 的抑郁障碍患者能被识别，而广泛性焦虑仅有 23%。

二、病因学与发病机制

目前的研究对广泛性焦虑的病因与发病机制仍不清楚，但大多认为和以下几点有关：

（一）遗传因素

在各型焦虑障碍中，遗传均为一种重要的易感因素，但该病的遗传倾向并不如惊恐障碍显著。Kendler 等（1992）报道了一项对 1 033 名女性双生子的研究，研究表明广泛性焦虑的遗传度约为 30%。在该研究中，Kendler 等为了扩大样本量，对广泛性焦虑的病程要求仅为 1 个月，而非 DSM - Ⅳ中规定的 6 个月。其他一些对双生子的研究发现，同卵双生子和异卵双生子的同病率没有显著性差异。一项采用 DSM - Ⅲ - R 诊断标准的家系研究表明，广泛性焦虑先证者一级家属中该病的发病率为 19.5%，而正常对照组的一级亲属中该病的发病率为 3.5%。

（二）生活应激事件

广泛性焦虑的发生常常与生活应激事件有关，尤其是威胁性的生活应激事件，而丧失性的生活应激事件更常与抑郁障碍有关。Blzaer 等（1991）的一项采用 DSM - Ⅲ - R 诊断标准的流行病学研究证实，一年内发生 4 件或更多生活应激事件的男性在一年后出现广泛性焦虑的几率是仅发生 3 件或更少生活应激事件的男性的 8 倍。值得注意的是，生活应激事件既可以作为广泛性焦虑的促发因素，也可以作为该病的持续因素，因为当应激事件持续存在时，广泛性焦虑可演变为慢性焦虑。

（三）人格因素

通常认为焦虑性人格与焦虑障碍有关，但其他人格障碍的患者也可以产生广泛性焦虑。例如，很多广泛性焦虑患者在病前特别担心生活中可能要面对的失败和危险，特别害怕旁人对自己的批评与拒绝，或者凡事要求完美，或者过分依赖父母，等等。虽然广泛性焦虑与焦虑性人格特质有关，但也有研究报道并没有发现这些人格特质加重了该病的发生。

（四）心理学研究

1. 精神分析理论

精神分析理论认为，当自我被外部世界、本我的本能水平和超我中的任何一种刺激压制时，这种内心冲突就产生了焦虑（图6－1）。在恐怖症或强迫症中，焦虑通过特定的防御机制被患者间接体验，而在广泛性焦虑中，焦虑是没有通过防御机制修饰的直接体验。广泛性焦虑患者容易出现自我被压制是由于幼年期的成长失败所致，例如与母亲的分离、与父母间安全关系的丧失等。弗洛伊德使用了一个有趣的术语“阉割焦虑”来描述童年后期的焦虑。

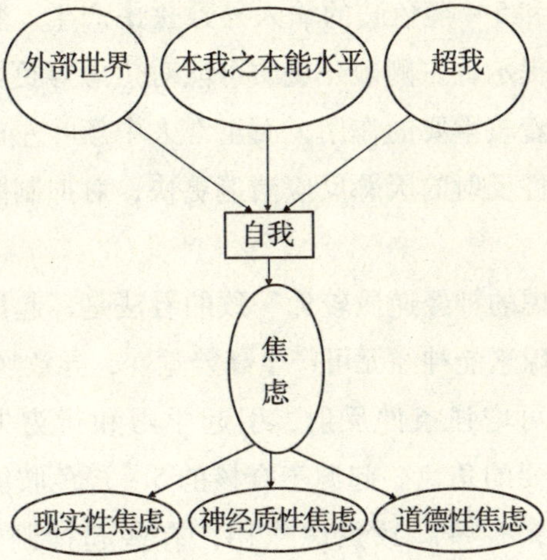

图 6－1　精神分析理论之焦虑产生

2. 认知—行为理论

按照认知—行为理论，广泛性焦虑的产生是由于对现实问题不必要的担心和对潜在的威胁环境过分关注所致。行为学派中的条件化理论认为，在个体具有自主神经系统过度反应的遗传特质基础上，加上对以前的神经刺激的焦虑条件反射的泛化，综合起来就导致了广泛性焦虑的发生。

（五）神经生物学研究

广泛性焦虑的神经生物学机制比较复杂，涉及多个大脑系统和神经递质系统。早期的生物学理论主要认为蓝斑核在焦虑的发生中起核心作用，而后期的研究则主要集中在边缘系统和额叶前部。目前认为，边缘系统不仅在学习和记忆中扮演重要角色，而且可能是主控情绪的位点。有学者根据动物模型的数据提出，边缘系统尤其是海马系统，可通过对去甲肾上腺素和5-羟色胺的输入导致焦虑产生。脑血流和脑电图的研究提示，右侧额叶皮质可能对焦虑等负性情绪的感知和反应起着较重要的作用，而正常人中额叶左前区比右前区对经典条件反射的厌恶反应消退更快，对抑制防御反射也更有效。

有关焦虑的神经递质较为一致的看法是，起源于蓝斑核的去甲肾上腺素能神经元可产生高警觉性，导致唤醒和失眠；而高度唤醒可增强条件反射，引起学习和行为失常，在焦虑中扮演重要的角色。起源于脊核的5-羟色胺能神经元的作用较复杂，有些起致焦虑作用，有些起抑制焦虑作用。而广泛分布于大脑的γ-氨基丁酸受体则有抑制焦虑的作用。

三、临床特征

广泛性焦虑以持续的、全面的、过度的焦虑为特征，与恐怖症不同的是，这种焦虑不受特定环境的限制，也不因某种特定环境而加重。发病可以由社会心理因素诱发，也可以在没有任何社会心理因素的情况下而突然发作。广泛性焦虑的临床表现是丰富多变的，几乎所有的焦虑症状都可以见于该病，但一般来说，典型的广泛性焦虑通常有以下几个特点：

（一）担心和忧虑

主要表现为对将来可能发生的、难以预料的某种危险或不幸事情的经常的担心和忧虑，这种担心和忧虑与正常人的情绪体验相比，有以下几个特点：

（1）难以自我控制；

（2）持续时间长；

（3）担心和忧虑常常是没有任何原因的，但也可以归因于各式各样的原因，但不会局限于某一特定的问题。

临床上常常会遇见广泛性焦虑患者诉说自己总觉得提心吊胆、惶恐不安，感到将会发生什么不幸的灾祸，却说不出究竟是什么灾祸，也就是不能明确说出所担心的对象和内容，我们把这种焦虑称为自由—浮动性焦虑。还有一类患者常常担心子女上学路上会不会遇见车祸，担心自己或家人的身体健康，总为一些小事担心并将结果想象得十分严重，其担心和焦虑的程度与现实很不相称，我们把这种焦虑称为害怕性期待。无论是自由—浮动性焦虑，还是害怕性期待，都会对患者的学习和工作产生严重的影响。

（二）运动性不安

很多广泛性焦虑患者会出现明显的运动性不安，主要表现为来回走动，不能静坐，可伴有小动作增多，如搓手顿足、拧衣、抓衣扣等。有些患者可以感到肌肉紧张、疼痛或者感到肌肉抽动，也可以出现肌肉震颤，以眼睑、面肌或手指震颤较为常见。

（三）躯体症状

患者可出现躯体各个系统的临床症状，形式丰富，主要由自主神经系统尤其是交感神经系统功能亢进和骨骼肌的紧张性增加所致。表6－1简要列举了广泛性焦虑常见的躯体症状。

表6-1　广泛性焦虑常见的躯体症状

心血管系统	心悸、心前区不适
呼吸系统	胸部紧闷、呼吸困难、过度换气
消化系统	口干、吞咽困难、吞咽梗塞感、腹疼、腹泻
泌尿生殖系统	尿频、尿急、月经紊乱、勃起障碍、性欲减退
神经系统	头痛（以双侧枕叶和额叶的胀痛或紧缩感为甚）、耳鸣、眩晕、皮肤发麻或肌肉疼痛

当有些患者以躯体症状而非焦虑为临床主诉时，应该注意与相关的躯体疾病鉴别。

（四）心理性警觉

主要表现为易激惹、惶恐，对外界刺激或噪音过度敏感，容易出现惊吓反应；注意力难集中，可诉自觉记忆力下降；失眠。

失眠是广泛性焦虑常见的主要症状，特别在基础卫生保健中通常是患者的主诉，甚至在药物治疗后仍可持续存在。广泛性焦虑患者可以出现各种类型的睡眠障碍，但主要以睡眠潜伏期延长、慢波睡眠减少、易唤醒和醒来次数增加为主，可伴有不愉快的梦境，甚至出现夜惊（表现为突然醒来并感到极度的焦虑）。临床上需仔细评估失眠是广泛性焦虑的症状还是其他疾病的早期表现，例如，早醒就不是广泛性焦虑的特征性症状，而常常提示患者可能出现抑郁障碍。

四、病例分析

小肖是一位一年级研究生。当初为了顺利留在这座大城市，她在大学四年级的时候选择了考研。用她的话说，“现在工作这么难找，我又不认识什么人，考研是能够留下来的最好途径，否则，我就只能回老家了”。所以这次考研的经历，小肖只能用“紧张、紧张、再紧张”来形容。虽然小肖以高分的成绩收到了复试通知书，但她变得更加担心，总担心自己在面试时会因为表现不好而不被录取，常常紧张得心跳加速和全身出汗。

待顺利通过面试并被明确告知被录取后，小肖觉得自己应该可以放松下来了，可没想到她还是放松不下来，整天都处于紧张的状态。她总觉得有一种预感，似乎将要发生什么不好的事情在自己或家人身上。虽然她也说不清到底会发生什么事情，什么时候发生，可总是整天提心吊胆、忧心忡忡的。一会儿担心自己在读研期间不能顺利完成课题，一会儿又担心研究生毕业后还是找不到好的工作。如果连续几天没有接到父母的电话，就会猜想父母是不是病了，或者家里出了什么大事，脑子里就开始想象父母出现交通事故之类的事情，并为之坐立不安，非得打电话回去问个清楚。小肖还非常担心自己的身体健康，觉得心脏总是跳动加速，又觉得胃好像缩成了一团，随之又想到万一自己的身体不能支持到研究生毕业怎么办，结果去医院检查，什么问题也没有。由于各种各样的担心不停地出现在脑海里，导致小肖注意力难以集中，什么事也定不下心来做，还出现严重的失眠，让她感到身心疲惫。

从这个病例中，我们可以看出小肖患有广泛性焦虑。虽然病前有一定的社会心理因素（考研），但是当考研结束并顺利被录取后，仍表现为一种持续的、全面的、过度的焦虑，伴有运动性不安和躯体症状。小肖的这种焦虑是与现实不符的，没有明确的原因，也不受特定环境的限制，一会儿担心不能毕业，一会儿担心父母的健康，甚至还在脑海里想象父母出现交通事故的情景。这种状况不仅影响了小肖的学习，还让她苦不堪言。

五、诊断标准

广泛性焦虑是近 25 年来诊断标准变化最多的一类诊断，它作为焦虑障碍的一种，首次出现在 DSM－Ⅲ中。在 DSM－Ⅲ中，广泛性焦虑是一种有自主神经、运动神经以及其他躯体表现的焦虑，诊断必须包括 4 大症状中的至少 3 条（运动性紧张、自主神经功能亢进、预期性焦虑以及警觉性增高），持续时间至少 1 个月，并要求广泛性焦虑只有轻度的功能损害，对可能合并其他轴Ⅰ障碍也控制得相当严格。这些症状在短期内（2 周）对苯二氮䓬类药物的反应优于抗抑郁药物，尽管在 8 周左右抗抑郁药物（阿米替林、曲唑酮）几乎同样有效。在 DSM－Ⅲ以后的版本中，诊断标准变得简短，并认为该病可导致严重的功能损害。现在有关广泛性焦虑的诊断，无论在 DSM－Ⅳ还是 ICD－10 中，其中一个重要的变化就是该病的核心症状必须是慢性的、难以控制的焦虑并且导致功能损害。这条在既往标准中的“精神症状”使得该病对抗抑郁药物的反应优于苯二氮䓬类药物。

表 6－2 中列举了 DSM－Ⅳ与 ICD－10 中对于广泛性焦

虑诊断标准的差异。DSM－Ⅳ强调病程6个月并且至少有3项相关症状，而ICD－10更重视躯体症状，对病程标准的要求比较灵活，要求症状持续“至少在数星期的大多数时间里，且通常是数月”。

表6－2 DSM－Ⅳ和ICD－10关于广泛性焦虑的诊断标准

诊断系统	诊断编码	诊断标准
DSM－IV	300.02	·过分的焦虑或担心至少持续6个月； ·焦虑难以控制； ·下列6项相关症状至少存在3项：坐立不安、易疲劳、注意力不集中、易激惹、肌紧张和睡眠障碍； ·排除其他焦虑障碍或躯体形式障碍的焦虑； ·症状导致严重功能损害； ·症状并非物质（如药物滥用）或躯体疾病引起（如甲状腺功能亢进）。
ICD－10	F41.1	·缺乏特定环境的广泛的持久的焦虑（如自由一浮动性焦虑）； ·主要症状包括：持续的紧张、颤抖、肌紧张、出汗、头重脚轻感、心悸、头晕、消化道不适、担心生病或出意外； ·排除神经衰弱。

六、鉴别诊断

焦虑症状在很多精神障碍和躯体疾病中都可以出现，广泛性焦虑也常与其他精神障碍和躯体疾病共病，因此许多症状可能是共病引起的。初步临床诊断时需进行仔细的体格检查和实验室检查，考虑到所有相关的共病情况。在排除可能的躯体疾病和精神疾病后，才可诊断为广泛性焦虑。

（一）躯体疾病

当患者以躯体症状为主要表现时，一方面要排除躯体疾病，另一方面需要记住广泛性焦虑也可以出现各种不同形式的躯体症状，这些都可能是患者的原发主诉，所以在询问病史时应系统地询问患者的其他症状以及各种症状开始的先后顺序、持续时间和严重程度。

大多数躯体疾病是通过患者害怕疾病严重后果的心理机制导致焦虑，而某些躯体疾病则通过神经内分泌机制导致焦虑，例如甲状腺功能亢进、嗜珞细胞瘤、低血糖等。一般来说，这些疾病通过体格检查和相关的实验室检查就可以鉴别。以甲状腺功能亢进为例，甲亢患者可以表现为焦虑、坐立不安、易激惹，也可伴有心动过速和震颤。但体格检查时可发现其特有的体征，如甲状腺肿大、突眼等；实验室检查可发现甲状腺素水平升高等阳性的检查结果。

（二）抑郁障碍

抑郁障碍患者常常伴有焦虑，但抑郁症状更为重要，是核心。在采集病史时，应该分别询问患者和其家属或知情人以全面获取资料来判断这两种症状出现的先后顺序和严重程度，也就是说，应首先考虑哪种症状先出现且较严重，这有助于我们作出正确的诊断。值得临床医师重视的是，不要将激越型重度抑郁障碍误诊为广泛性焦虑，否则诊疗有可能会导致患者自杀或其他严重后果。当然，如果仔细询问患者的抑郁症状（包括自杀观念），那么很大程度上可以避免这种失误。

（三）精神分裂症

精神分裂症早期可以以焦虑为主要表现，而缺乏明显的精神病性症状。仔细询问症状产生的原因有助于明确诊断，因为随着疾病的演变，患者可能会暴露出荒谬不寻常的思维内容，如觉得焦虑不安是因为觉得受到监视或受到了他人的威胁。

（四）痴呆

有些早老性或老年性痴呆患者早期会以焦虑为主诉，导致临床医生可能忽视其记忆损害或将焦虑认为是注意力难以集中的结果。广泛性焦虑患者有时会因为注意力不集中而诉说记忆力下降，但在焦虑障碍中并不存在真正的记忆力损害，如果发现有记忆力损害则必须进行仔细的检查以排除器质性疾病。所以，对于有焦虑表现的中老年患者需要进行记忆评估。

（五）物质滥用

精神活性物质的滥用、戒断等均可导致焦虑，有些药物或酒精依赖的患者会服用抗焦虑药来减轻戒断反应，而部分广泛性焦虑患者可能会滥用酒精、大麻或其他精神活性物质来试图减轻焦虑，又可能会导致物质滥用或依赖。所以两者有共病的可能，但通过详细询问用药史，并结合实验室检查，是可以明确诊断的。

七、病程与预后

广泛性焦虑多呈慢性病程，症状反复迁延长达十年之久的并不少见。较惊恐障碍的病程更为漫长，也较少自发缓解。有国外研究表明该病5年以上自行缓解的仅为40%，且多表现为反复发作；终身共病其他轴Ⅰ障碍的高达90%，其中60%为抑郁症。广泛性焦虑与其他慢性躯体疾病相比，患者的功能损害程度相当。一般认为，起病年龄越早，焦虑症状越重，社会功能也更多地受到损害。

八、治疗

广泛性焦虑的治疗同样包括药物治疗和心理治疗两方面。

（一）药物治疗

对于广泛性焦虑的患者有必要使用药物治疗，因为药物可以较快地缓解症状。可使用的药物包括苯二氮䓬类（BZD）、三环类抗抑郁药，SSRIs、SNRI等新型抗抑郁药和其他类型抗焦虑药等，由于在之前的章节已对这几种药物进行了详细的介绍，故本节就不再赘述。在这里，着重提出以下几点：

1. 初评与复评

在首次使用药物或更改药物治疗时，应该注重疾病的初评与复评：

（1）广泛性焦虑是常见却容易被忽视的疾病。

（2）初次评估应根据 DSM - IV、ICD - 10 或 CCMD - 3 的诊断标准，包括全面的精神检查、询问躯体疾病史以及合适的试验室检查或体格检查。应注意询问睡眠习惯、生活事件以及既往对药物的不良反应。

（3）初评、治疗无效时复评，或治疗既往有效而现在无效时，应仔细评估可能影响治疗的重要症状（如自杀、精神病性症状、双相症状或物质滥用等），可改变治疗方案增加依从性。

（4）与双相障碍共病的广泛性焦虑患者使用抗抑郁剂治疗前应先稳定双相障碍。最新资料建议避免使用抗抑郁剂，Leverich 等（2006）的研究表明仅 16% 的该类患者治疗有效，并且多数患者治疗后转躁。同样，与其他疾病共病时也应先治疗共病的疾病。某些情况下可以同时治疗。

（5）采用标准化的量表评估症状的严重性、生活质量、生活功能和退缩情况，有助于治疗。

2. 药物治疗的注意事项

（1）对广泛性焦虑的患者进行药物治疗，多数情况下应单用 SSRIs 或 SNRI。如需快速改善症状或患者睡眠障碍严重，可短期合并使用 BZD。

（2）一般情况下采用抗抑郁药物治疗广泛性焦虑大约需 4 ~ 12 周才见效。在足量服用 4 ~ 6 周后应至少部分有效，否则要根据患者对药物的耐受程度逐渐加量。BZD 起效较抗抑郁药物快，如服用 4 ~ 6 周后效果仍不明显，继续使用也不会有进一步改善。

（3）根据目前的研究，对于治疗部分有效的患者，尚无法判断增加剂量、加用增效剂、换药或继续观察中哪种方法更优。临床医生可根据自己的经验选择。

（4）少数患者在 SSRIs 药物治疗早期可能出现焦虑症状加重现象。出现这种情况时可从药物的最小剂量开始，逐渐加量或短期合并使用 BZD。

（5）如药物治疗效果明显，应维持治疗至少 1 年，早期停药容易导致复发。

3．失眠的处理

在治疗失眠时需要注意：生活方式、饮食、是否摄入含有兴奋性的物质（如咖啡、含咖啡因的非处方药、含有人参或麻黄等的物质）以及睡眠困难是否因为某些处方药物（如某些 SSRIs 药物）引起或加剧。

如果处理后疗效较差，就需考虑与睡眠相关的呼吸障碍的可能，如阻塞性睡眠呼吸暂停综合征（OSA）或其他睡眠障碍，包括周期性肢体运动障碍、不宁腿综合征（RLS）等。在这种情况下，如伴有其他提示这些疾病的症状，应进行睡眠多导图的检查。如明确有特殊的睡眠障碍，则应采取相应的治疗措施，如 OSA 可使用连续性气道内正压通气（CPAP），RLS 则用相关的药物治疗。

4．控制不良反应

（1）与抑郁症患者相比，焦虑症患者对药物的不良反应更敏感，药物起始剂量宜小，之后逐渐加量。

（2）如部分有效或无效，应考虑是否存在药物剂量不足、依从性较差、不良反应、共病酒依赖、物质滥用或服用其他药物等问题，并再次评估诊断。

（3）抗精神病药物多有对代谢和心脏的不良反应，可增加 II 型糖尿病的风险或加重已控制的糖尿病，还会有体重增加、异常肥胖、甘油三酯升高或总胆固醇和 LDL 升高的危险。临床使用中应定期检测这些指标。

（4）其他药物可能会抑制某些 SSRIs 药物的 CYP 450 同功酶。广泛性焦虑常与其他疾病共病，故可能会长期合并使用其他药物。因此，在联合用药时，应注意药物间的相互作用。

（5）典型的 SSRIs、SNRI 撤药综合征包括焦虑加重、情绪低落以及出现躯体症状如头疼、头昏、恶心、颤抖、麻木、多梦和失眠等。为避免这些症状可事先向患者及其照料者说明，并缓慢撤药（对老年患者和躯体疾病患者撤药更应缓慢）。

（二）心理治疗

1. 心理咨询

许多首次就诊的患者往往还处于广泛性焦虑的早期阶段，也就是其病程还未达到诊断标准所要求的症状持续 6 个月，这时积极地采取心理咨询的方法可以取得良好的效果。以下列举了最常采用的解决问题咨询方法的几个基本要点：

（1）认识并列出导致焦虑的问题。

（2）对疾病的本质进行解释，并强调焦虑的任何躯体症状并不是由躯体疾病所致。

（3）思考什么样的实际行动可以缓解或消除焦虑。

（4）选择一个引起焦虑的问题，尝试用比较简单容易并有可能取得成功的行动来消除焦虑。

（5）总结尝试消除焦虑的行动的结果。如果第一个解决方法没有取得成功，则选择另一个解决方法；如果取得成功，则选择解决另一个焦虑问题。

这种方法被广泛地用于生活问题加重或维持疾病状态的情况，适合于心理问题与环境或应激环境有较明确关系的患者。

2. **认知—行为治疗**

广泛性焦虑患者往往存在一种错误的认知，认为自己一定将会发生不幸的事情，所以有必要对患者进行认知重建，纠正患者这种不合理的认知。同时，可以采取放松训练和焦虑控制训练，例如呼吸控制和肌肉放松训练等。要告知患者，放松训练必须长期坚持才可见效。

3. **自我整合治疗**

通过自我问卷的形式让患者发现什么问题与焦虑有关，并探索具体的方法来减轻焦虑。以下节选了 Arthur E. Jongsma 在 *The Complete Anxiety Treatment and Homework Planner* 中的几个整合治疗方法，以供读者参考，具体可参阅该书。

（1）什么使我焦虑。

要想减轻焦虑，你必须尽可能清楚而具体地确定你产生焦虑情绪的原因，这个练习能帮助你确定这些原因。

①圈出会导致你焦虑的每一条目，并在右侧的横线上标出焦虑程度的分值，从 1 分到 10 分。1 分代表没有焦虑，5 分代表中等程度的焦虑，10 分代表非常焦虑。

等级______	死亡______	肤色/丘疹______
外表/相貌______	得到喜爱______	变得快乐______
偶然事件______	批评______	错误______
药物______	疾病______	战争/灾难______
受到伤害______	父母______	失败______
金钱______	看起来愚蠢______	邪恶______
孤独______	未来______	考试______

②你在这些事物上的焦虑水平与你的朋友、家人或其他人在相同事物上的焦虑水平相比有什么不同？

焦虑少一点　　焦虑多一点　　焦虑比较高　　焦虑非常高

你认为你为什么会对这些情境感到焦虑？

____

③当你感到焦虑时会作出什么样的反应？请从下面的选项中筛查。

感到胃部不适________	吓呆了________
心跳加速________	过度换气________
跑开________	感到全身发热________
大笑/大哭________	惊恐________
发怒________	咬指甲________
觉得头痛________	发抖________

④列出你曾经尝试的处理或应对让你感到最焦虑的两件事情时使用过的所有方法，无论它们是有效的还是无效的。

____

⑤从第一题中，选出你认为使你最为焦虑的事情。

____

⑥在应对焦虑的过程中，什么样的应对策略对你的帮助最大？

____

⑦对那些你认为好的应对策略的有效性进行评定。

非常有效　　相当有效　　有效　　有些效果　　无效

⑧在下一周里，每当处于特定的焦虑情境时，都要使用第6题中提到的应对策略，而且将每一次使用它减轻你的焦虑的有效性都记录下来。

非常有效　　相当有效　　有效　　有些效果　　无效

·

非常有效	相当有效	有效	有些效果	无效

·

非常有效	相当有效	有效	有些效果	无效

·

非常有效	相当有效	有效	有些效果	无效

⑨下一次治疗会谈时，把这个家庭作业表带上并和你的医生一起分析你这一周应用这个策略的结果，接受医生的反馈和帮助，如有需要就修改这个策略使之更有效。还要探讨使用这个方法减轻与另一个主题有关的焦虑。

（2）治疗焦虑的方法。

对可能产生焦虑的情境事先准备好应对的方法是非常有效的。通过完成这个家庭作业，你可能会掌握其中的两种你能使用的方法。

①列出四种使你产生紧张或焦虑的情境或事件：

在你所列出的四项中圈出让你感到最紧张或焦虑的两项。

②选择一个令人愉快的、舒适的、安静的情境、地点、活动、白日梦或者回忆，然后用尽可能多的描述性词汇来描述它，以便在头脑中形成相应的意象。这就是所谓的指导性想象。

完成描述后，把你描绘的情景牢牢记在脑海里或者用缓慢、轻柔、舒缓的语调录在磁带上。

③设计积极的自我对话。

运用自我对话的思维技巧可以使正在经受焦虑的你感到备受鼓舞。

例子："我知道我可以对付它。""我以前做过这件事。""一切都会过去，我很快会好的。"

写下你感到焦虑时可以应用的5个积极的自我对话的内容：

____

____

____

____

把这些对话内容抄到一张3cm×5cm的卡片上，以便随身携带。

在①部分中，使你最焦虑的情境是哪两个：

____

下面，请你在两种方法（指导性想象或自我对话）中选择一项，准备在下一周每次体验确认的焦虑时实施。在你使用这些措施之前，你需要进行3次深呼吸让自己平静下来，然后，应用你已经掌握的方法并在下面的空白处记录下你的体验：

1）日期______________ 情境______________

结果______________________________

____

应用完自我对话/指导想象以后，我的焦虑：（在下面的选择项中圈出一个来）

a. 与原来一样 b. 减轻了一些 c. 减轻了很多

2）日期______________ 情境______________

结果______________________________

____

应用完自我对话/指导想象以后，我的焦虑：（在下面的选择项中圈出一个来）

a. 与原来一样　　b. 减轻了一些　　c. 减轻了很多

3）日期＿＿＿＿＿＿＿　　情境＿＿＿＿＿＿＿

结果＿＿＿＿＿＿＿＿＿＿＿＿＿＿＿＿＿＿＿＿＿＿＿

＿＿＿＿＿＿＿＿＿＿＿＿＿＿＿＿＿＿＿＿＿＿＿＿＿

应用完自我对话/指导想象以后，我的焦虑：（在下面的选择项中圈出一个来）

a. 与原来一样　　b. 减轻了一些　　c. 减轻了很多

4）日期＿＿＿＿＿＿＿　　情境＿＿＿＿＿＿＿

结果＿＿＿＿＿＿＿＿＿＿＿＿＿＿＿＿＿＿＿＿＿＿＿

＿＿＿＿＿＿＿＿＿＿＿＿＿＿＿＿＿＿＿＿＿＿＿＿＿

应用完自我对话/指导想象以后，我的焦虑：（在下面的选择项中圈出一个来）

a. 与原来一样　　b. 减轻了一些　　c. 减轻了很多

5）日期＿＿＿＿＿＿＿　　情境＿＿＿＿＿＿＿

结果＿＿＿＿＿＿＿＿＿＿＿＿＿＿＿＿＿＿＿＿＿＿＿

＿＿＿＿＿＿＿＿＿＿＿＿＿＿＿＿＿＿＿＿＿＿＿＿＿

你应用这些方法一周并把结果记录下来以后，下一次治疗时把这张表带上并把你的体验和方法的效果与你的医生一起分析讨论。

第七章 强迫障碍

强迫障碍又称强迫症或强迫性神经症，是一种以强迫症状为主的神经症性障碍，其基本症状是强迫思维和强迫行为，可伴有不同程度的焦虑、抑郁和人格解体。患者体验到强迫观念或冲动来源于自身，但与人格相异并违背了自己的意愿，同时也意识到强迫症状是不合理或没有意义的，虽极力抵抗，却无法控制，也无法摆脱。这就是通常所说的强迫障碍的特点，有意识的自我强迫与反强迫并存。正是患者努力想摆脱这种思维或冲动，引起严重的内心冲突，从而产生严重的焦虑情绪。

一、流行病学

以往的观点认为强迫障碍少见，而现在的观点认为该病的发生率似乎有上升趋势。流行病学的社区抽样调查发现，强迫障碍的年流行率和终生流行率大大出乎人们的意料：年流行率为0.8%~2.3%，终生流行率为1.9%~3.3%。这一流行率已在世界各地进行的各种研究中得到证实。有些研究表明，女性的强迫障碍发病率略高于男性。Bebbington

（1998）报道的英国全国性精神病调查发现，该病的月患病率女性为1.5%，男性为1%。而另外一些研究发现，两者间没有差异。但就童年期的强迫障碍发病率而言，有调查显示男性高于女性2倍。男性的发病年龄一般在14～19岁之间，而女性的发病年龄则在21.7～22岁之间。

约65%的强迫障碍患者在25岁之前出现病症，15%的患者则在35岁之后才逐渐显现病症。发病后，患者一般都要在7～8年后才会寻求治疗。约40%的患者病症无明显突发现象。也有研究指出，生活角色和需求的变换（如怀孕和生育等）可能会诱发病症。目前，暂没有研究发现种族或社会经济状况与强迫障碍有关。不过，弱势群体与非弱势群体之间求助方式的差异，可能会掩盖弱势群体与非弱势群体之间潜在的差异。

二、病因学与发病机制

过去认为强迫障碍主要与精神因素和人格缺陷有关，而近几十年来，遗传学、神经生化学和药物研究取得较大的进展，提示该病的发生可能有其生物学基础。

（一）遗传

Pauls等（1995）进行的家系调查表明，强迫障碍患者的一级亲属中强迫障碍的患病率高于一般人群。Black等（1992）报道，强迫障碍患者其父母有强迫症状的风险率为15.6%，而正常对照组其父母有强迫症状的风险率仅为2.9%。也有一些研究指出，强迫障碍患者的父母中7%～8%患有该病。双生子研究发现，同卵双生子的共病率高于异卵双生子。

这些研究结果均提示强迫障碍的部分家族性是与遗传有关的。

（二）人格

具有强迫型人格的人容易发生强迫障碍。有研究表明，72%的强迫障碍患者病前有强迫型人格。这类人的性格特征是要求完美、过分严谨、犹豫不决、好怀疑和按部就班。由于过分的自我克制和自我关注，做每一件事都非常刻板和固执，总是一成不变地按照自己既往制定的标准坚持下去，导致思想得不到松弛，常常感到焦虑、紧张和苦恼。

同时也有假设指出，强迫障碍患者双亲的许多性格特征对该病的发展具有较大的影响。对患有强迫性检查的患者来说，其父母很有可能对子女要求极高，属于严厉管教或苛刻要求型的父母，他们给患者树立了小心谨慎的榜样；对患有洁癖的患者来说，其父母很有可能是管教过严和保护过度的人，他们则成了强迫障碍患者效仿的对象，使其出现过度清洁行为。虽然目前缺乏对强迫障碍患者父母的系统的比较或对照研究，但很多临床病例表明，强迫障碍患者的父母与该病患者在诸如挑剔、苛求、过于保护、完美主义和排斥心态等方面有着类似的性格特征。

（三）生物模型

自从发现5－羟色胺再摄取抑制剂对治疗强迫障碍有效后，便出现了许多关于强迫障碍生物基础的学说。正电子发射断层摄影术（PET）及其相关的技术极大地推动了强迫障碍的生物学知识的发展。故出现了两种解释：①神经药理学解释，它主要关注5－羟色胺递质系统的作用；②神经解剖学解释，它主要关注眶额叶皮层和基底神经节以及两者之间的联系。当然这两种解释并非毫无关联。

1. 神经药理学

虽然使用5－羟色胺再摄取抑制剂可以改善强迫症状，但研究药物疗效并不是反映神经化学作用的最佳途径。有两类研究能够直接反映5－羟色胺在强迫障碍治疗中的作用。首先，血液或脑脊液中5－羟色胺代谢物（5－羟基吲哚乙酸）的浓度提供了大脑中5－羟色胺的外周标记。使用5－羟色胺兴奋剂可以使那些5－羟色胺能系统失调的5－羟色胺能反应。这些药理试验为直接测试5－羟色胺在强迫障碍治疗中的作用提供了一条通道。但是，外周标记的研究结果还不稳定，无法确定5－羟色胺在强迫障碍治疗中的作用。当然，也许体内的补偿机制掩盖了5－羟色胺失调的外周标记。尽管5－羟色胺再摄取抑制剂对强迫障碍的疗效表明强迫障碍患者可能存在5－羟色胺功能失调。可出人意料的是，药理试验的结论恰恰与其相反：使用5－羟色胺兴奋剂后，患者的强迫症状加重。这说明强迫障碍患者对5－羟色胺刺激十分敏感。而患者服用5－羟色胺受体拮抗剂，效果与服用5－羟色胺兴奋剂相反。也有研究表明，强迫症状的减轻和血小板5－羟色胺含量及脑脊液5－羟吲哚醋酸含量降低有关，但这个结果并没有在相关研究中得到一致性的证实。对此药理刺激的神经内分泌反应呈脱敏性，而行为反应则呈超敏性，这说明患者确实存在5－羟色胺能系统的失调，但是这种失调究竟属于什么性质尚不清楚。目前很多研究者建议，应该考虑多个神经递质系统，以便提出一种比较复杂的强迫障碍生物模型。

2. 神经解剖学

强迫障碍的神经解剖模型关注基底神经节、额叶皮层以及联结它们的边缘系统。基底神经节负责辅助运动和认知活动的调控。在基底神经节内，构成纹状体的三块灰质（尾状核、豆状核和苍白球）是强迫障碍研究的重点。

计算机X射线断层造影术（CT）的检测研究发现，强迫障碍患者的尾状核体积小于正常人。研究人员在检测中还发现，强迫障碍患者在休息时尾状核的代谢活动较频繁。使用正电子发射断层摄影术（PET）的研究发现，在对强迫性洁癖患者进行暴露治疗时，其纹状体的代谢活动增强；而对强迫性检查癖患者进行暴露治疗时却发现，其代谢活动降低，这反映在进行PET扫描的过程中强迫性检查癖患者具有隐蔽的抵消、中和能力。但无论是强迫障碍的何种病例，患者的纹状体都是明显失调的，至于这种失调是原发性的还是继发性的，目前尚不清楚。

根据人们在强迫障碍患者中发现的涉及基底神经节的迹象，有学者假设该病是一种基底神经节的障碍。基底神经节的功能是检测那些激活固定运动方式的刺激，并以固定方式运动。这些固定的运动方式是先天性的具体的反应，它们制定运动的程序，决定清洗和安全的仪式。基底神经节储存这些程序，并为释放这些程序提供了一种启动的机制。如果基底神经节出现了功能障碍，则可释放错误的固定运动方式，即产生强迫障碍患者的强迫性仪式。

Insel（1992）提出强迫障碍患者的神经环路可能存在异常活动，即强迫障碍的皮层—纹状体—丘脑—皮层活动亢奋通路学说。根据这一学说，尾状核将错误的抑制信号传递至苍白球，结果苍白球便无法抑制丘脑向皮层传递信号。这样一来，大脑皮层便接收到了它本不该接收到的信号。从尾状核发出的错误信号使这一环路难以中断，错误的信息就被不断地传送。

有关强迫障碍的脑影像学研究结果不一。CT和磁共振成像（MRI）尚未发现强迫障碍患者存在一致性的特征的脑结构异常，而其他脑影像研究却发现了阳性结果。Machlin等（1991）和Rubin等（1992）采用单光子发射断层扫描（SPET）发现强迫障碍患者在治疗前，其前额叶摄取增多，Hoehn - Saric等（1991）采用同样的方法发现强迫障碍患者在治疗后，前额叶摄取减少。Brita等（1996）采用功能磁共振成像（fMRI）发现，以行为诱发强迫障碍患者出现强迫症状时可记录到尾状核、扣带回皮层和眶额皮层的相对血流较静息状态时明显增加。Saxena等（1998）报道了数项采用PET进行的研究，指出强迫障碍患者的眶额叶皮质代谢活动增加，可能同时伴有尾状核、前扣带回的代谢活动增加。总体而言，大多数结果还是支持神经环路异常假说。同时，临床证据表明某些脑器质性病变可以产生强迫症状。Swedo（1994）报道70%的儿童Sydenham舞蹈症患者伴有强迫症状，而这种舞蹈症会引起基底节尾状核的改变。同样与基底节功能障碍有关的抽动秽语综合征中35%～50%的患者伴有强迫障碍，20%～30%的强迫障碍患者被报告现在或过去有抽动障碍。这些证实了强迫症状与损害脑功能的疾病之间存在一定关联。

（四）心理学研究

1. 精神分析理论

早在1895年，弗洛伊德就提出无意识的攻击或性本能冲动导致了强迫症状。具体来说，首先，这种冲动使患者感到极度的焦虑，但通过自身无意识的抑制和反作用形成的防御机制可以减轻焦虑。然而，当防御机制不能较好地减轻焦虑时，就产生了强迫症状。强迫症状形成的心理机制包括：固着、退行、孤立、解除、反应形成、对不容许的性和攻击冲动的置换。

2. **学习理论**

行为主义者认为强迫症状可以用两个阶段的学习理论来解释。第一阶段，通过经典条件反射，患者在特定情境中产生了焦虑。为了减轻这种焦虑，患者通过强迫性仪式动作来回避（回避反应）。如果这种仪式动作可以使焦虑减轻，则在第二个阶段中，通过操作性条件反射，使强迫行为不断地重复并持续下去。

3. **认知理论**

强迫障碍的认知特征之一是，强迫障碍患者对糟糕事件发生的可能性异常地高估。换句话说，强迫障碍患者预期的危险超过常人的估计，并且认为必须关注危险，细想其发生的可能性，以确保自身安全。这种对威胁的高估是错误评价程序的组成部分，它助长了强迫障碍的发展。

1985 年，Salkovskis 提出了一个较权威的强迫障碍认知学说，其核心假设是：强迫障碍症状是患者试图抵消、中和或改善自己关于伤害责任的评价结果，这和 Beck 关于情绪障碍的认知学说明显不同。Salkovskis 指出，判断一个人是否患有强迫障碍，不是看其是否有干扰性观念，而是看其干扰性观念产生的方式和所反映的内容。强迫障碍患者过分看重他们的干扰性观念，而非强迫障碍患者则会将其忽略。Salkovskis 认为，强迫障碍患者对消极干扰性体验的反应取决于其潜在的信念。这些信念常常有一个共同的特点，就是夸大一个人对给自己或别人带来的伤害负有的不可推卸的责任，而且认为必须采取行动加以制止。强迫障碍患者试图通过抵消、中和的办法（如强迫性行为、抑制或回避）来消除由这些信念产生的不适感。在这一过程中，患者所采取的第一步是将一个干扰性观念评价为一个指征，认为自己应对伤害负有责任，或者有责任去制止它。第二步是由此评价引发抵消、中和行为（外显的或内隐的）。如果评价是消极的，没有关于责任的评价，患者就不会采取抵消、中和的行为。消极评价的结果只能是焦虑或抑郁，而不会引发强迫症状。

三、临床特征

强迫障碍的核心症状是强迫思维和强迫行为，患者可表现以强迫思维或强迫行为为主，也可表现为两者均很突出。

（一）强迫思维

来源为患者自身的思想、表象、意象或冲动反复强行进入患者的意识领域，患者能意识到这些思想、表象、意象或冲动是不合理的，努力摆脱，却无能为力，因而感到焦虑和烦恼。强迫思维的特点是具有突然性和不能自主控制，是有意识的自我强迫并伴有患者的反强迫。强迫思维持续的时间越长，患者反强迫的程度会越低。有些强迫意象（强迫冲动）可能会导致令患者害怕的严重后果，因而患者会采取行为回避，并不会付诸行动。例如，强迫障碍患者一爬高楼，就有一种跳楼的冲动，如果付诸行动的话就有可能导致死亡，所以尽管当时患者的这种内心冲动如何强烈，也不会付诸行动。

强迫思维的表现形式多种多样，包括：强迫怀疑、强迫性穷思竭虑、强迫联想、强迫表象、强迫回忆、强迫性恐怖、强迫意象（强迫冲动）。强迫思维的内容多数与肮脏或污染、伤害自己或他人、整齐或对称、灾难、宗教或神灵、疾病、性等有关。强迫思维常常伴有急迫感和实施相应的强迫行为的冲动，所以很多强迫障碍患者在强迫思维下会产生相应的强迫行为来缓解强迫思维所产生的焦虑和极度不安。

（二）强迫行为

强迫行为是指患者为了减轻或缓解强迫思维引起的焦虑不安而采取的反复、刻板的仪式动作或内心活动，实际上是为减轻焦虑的自主行为；患者明知不合理，但又不得不做。强迫行为通常和强迫思维有关，但对慢性强迫障碍患者而言，强迫思维会逐渐消失，而强迫行为则成为一种习惯性行为。

强迫行为的表现形式也是多种多样的，主要包括强迫检查、强迫计数、强迫清洗、强迫整理、强迫询问、强迫性仪式动作、强迫性迟缓等。图 7-1 简要列举了常见的强迫思维和对应的强迫行为。

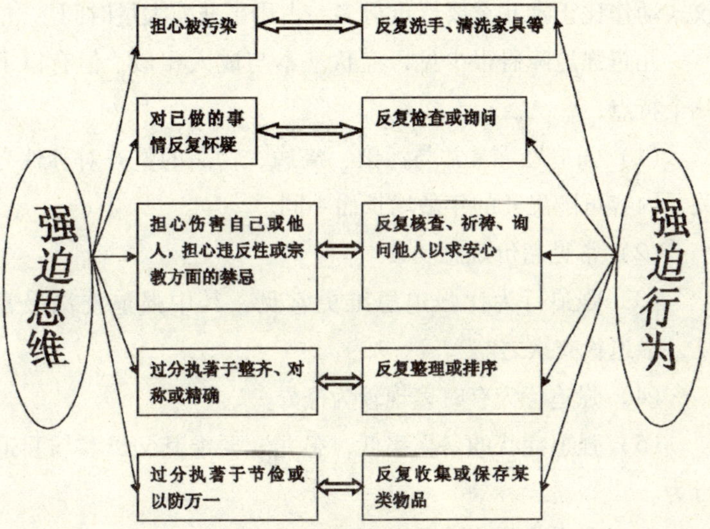

图 7-1　常见的强迫思维和对应的强迫行为

（三）其他症状

强迫障碍患者还会出现焦虑、抑郁、人格解体等症状。焦虑是强迫障碍的重要表现，强迫行为（强迫性仪式）可以减轻强迫思维产生的焦虑，但有时反而导致焦虑加重。抑郁可以源于患者对强迫思维的反应，作为强迫障碍的伴发症状；强迫障碍可合并抑郁障碍，患者的病情会表现得更为复杂。Pigott 等（1994）报道 26% 的强迫障碍可合并人格解体障碍，但人格解体与其他临床表现之间的关系尚不明了。

（四）儿童强迫障碍的特点

儿童（尤其是 4 ~ 10 岁的儿童）常常会出现一些重复行为，例如对数字的关注，反复计数，反复玩弄一些物品等。但这些行为并不能称之为强迫行为。儿童强迫障碍的强迫性仪式动作比正常儿童要严重得多，占用了儿童大量时间。

儿童强迫障碍很少见，症状基本与成人相似，但有以下几个特点：

（1）强迫思维常常与污染、疾病、物品的整齐对称性有关，内容可随患儿的年龄增长而不同。

（2）常见超价观念。

（3）强迫行为比强迫思维更常见，其中强迫洗涤最常见，强迫检查次之。

（4）强迫行为有时表现较为怪异。

（5）强迫症状的暴露率低，患儿常要求其父母参与强迫行为。

（6）焦虑的外在表现和内心体验不明显。

（7）可伴有抽动或舞蹈样动作，注意与 Tourette 综合征和 Sydenham 舞蹈症鉴别。

（8）反强迫现象较成人少见。

（五）共病问题

强迫症与其他精神障碍共病的概率高于 60%。研究发现，焦虑障碍、抑郁症、酒精依赖、饮食失调、抽动－秽语综合征（Tourette's syndrome）、身体变形性精神障碍、疑病症、精神分裂症均可与强迫障碍共病。强迫障碍并发其他类型的焦虑障碍的几率可高达 25%～60%；其中，并发特定恐怖症的概率最高，其次为并发社交恐怖症和惊恐障碍。家族史和共病史的研究数据使一些学者推测，遗传因素在强迫障碍和其他焦虑障碍的共病中发挥了重要作用。

强迫障碍与抑郁症的并发也可能涉及共同的遗传易感性。有研究表明，两者共病的概率约为 12%～80%，至少有 1/3 的强迫障碍患者有临床抑郁病史。许多患者自诉在强迫障碍发作后出现了抑郁症状，随着强迫症状的缓解，抑郁症状也随之缓解。但关于与强迫障碍并发的抑郁症究竟是原发还是继发这一问题，目前尚没有一致的答案。

有些冲动控制障碍由于与强迫障碍相似，被称为类强迫症（OC Spectrum Disorder）。研究表明，抽动—秽语综合征和其他一些抽动障碍均与强迫障碍有关。抽动—秽语综合征的某些症状与强迫障碍有关，而强迫障碍的某些症状也与抽动—秽语综合征有关。

虽然与其他焦虑障碍患者相比，强迫障碍患者具有较多的精神分裂型特质和较少的认知抑制，但一般认为，精神分裂症很少与强迫症一起发病。有学者提出强迫性思想（譬如精神分裂症思想）也许是由于患者不能对所受刺激进行认知抑制造成的，但此假设还有待进一步研究。

关于强迫障碍与轴Ⅱ障碍的共病现象，研究表明，约半数以上的强迫障碍患者至少患有一种可确诊的人格障碍，常见的是强迫型人格障碍。而反社会型人格障碍与强迫障碍很少相关，这也许反映了强迫障碍患者的责任感较强。人格障碍究竟与强迫障碍有怎样的关联，迄今尚未清楚，因为在临床中，随着强迫障碍的治愈，人格障碍也会有所减轻。

四、病例分析

小惠是一名高二女生。从小性格内向，对凡事都要求完美。上幼儿园的时候，比别的小朋友少得一朵小红花，也会嘟起嘴不高兴。上学读书了，她更是严格要求自己，就算考试得了 99 分，也会责怪自己为什么拿不到 100 分，并总是检查那 1 分是不是老师扣错了。学校要求穿校服，小惠就要求父母每天都要把校服洗得干干净净，用她的话来说，是“不能脏一点点”。

高一的时候，小惠“爱”上了洗手。虽然之前她也爱清洁，吃东西前都会洗手，但现在洗手的次数越来越多，每次洗手的时间也越来越长，连她自己也难以忍受。小惠说，“我总是担心自己的手会被弄脏，手一摸到什么东西，就忍不住想洗手。有时候摸到的东西并不脏，可还是控制不住要去洗手，而且要洗 3 遍以上才放心。我也觉得没有必要，实在太浪费时间了，弄得我根本没办法学习，可就是控制不了。”不单如此，小惠洗手时还有一套固定的模式。她总是从上臂洗起，然后到前臂，最后洗双手，为的是“这样就不会弄脏洗过的地方”；在洗双手的时候，必须要先洗左手的大拇指、食指、中指、无名指、小指，每个手指洗完3遍后再洗下一个手指，然后按照相同的顺序洗右手手指。如果一不留意，哪个手指洗多了一遍或洗少了一遍，就得从头再来。结果弄得小惠苦不堪言，学习成绩也一落千丈。

这是一个典型的强迫障碍的病例。小惠不仅有担心被污染的强迫思维，而且产生了相应的强迫行为（强迫洗手）。这种强迫行为表现单一、刻板，有固有的顺序或模式，一旦患者没有遵循特定的行为顺序，就必须重复一次。小惠知道强迫观念来源于自身，也意识到它是不合理的，却无法控制，这就是有意识的自我强迫与反强迫并存，从而导致内心的焦虑和苦恼。从这个病例中，我们还可以看出小惠病前有强迫性人格的特质，诸事要求完美、严谨，考试得了99分，也要反复责怪自己，校服也一定要洗得干干净净。具有强迫性人格特质的人群较其他人格特质的人群更容易患有强迫障碍。

五、诊断标准

在DSM－Ⅳ中，强迫障碍是一种轴Ⅰ焦虑性障碍。其主要诊断标准是看患者是否具有强迫性观念和强迫性行为，对非理性的行为是否具有一定的识别能力，以及这些强迫性观念和强迫性行为是否明显影响日常活动。以下详细列举了DSM－Ⅳ中强迫障碍的诊断标准：

（1）有强迫思维或强迫行为。强迫思维需具备以下四条：①在患病期间有时患者会感到突然冒出不相称的并引起明显焦虑或烦恼的重复出现和持续存在的想法、念头或表象；②这些想法、念头或表象并非仅仅是对现实生活中的问题的过分担心；③患者竭力忽略或压抑这类想法、念头、表象，或以某种想法或行动去抵消它们；④患者能够认识到这些想法、念头、表象是自己头脑的产物（而非像思维插入那样，患者认为是被外界强加的）。

强迫行为需具备以下两条：①患者感到为回应某种强迫思维，或遵从一些必须遵从的规则而被迫进行重复的行为（如洗手、整理、检查）或内心的活动（如祈祷、计数或默默重复词语）；②这些行为或内心活动的目的是防止、减轻烦恼或预防某些可怕的事情、处境出现，不过这些行为或内心活动要么与他们所预定抵消、预防的事物并无实际关联，要么就是明显过分。

（2）在强迫性障碍病程的某一时间，患者曾认识到其强迫思维或强迫行为是过分的或不合理的（注：本条并不适用于儿童）。

（3）上述强迫思维或强迫行为引起明显的烦恼，并消耗大量的时间（每天超过 1 小时），确实干扰了患者的日常活动、职业活动（或学术功能活动）或日常社交活动、人际关系。

（4）若同时存在另一种属于轴 I 的障碍，则这些强迫思维或强迫行为并不从属于该障碍。

（5）上述异常并非由某种物质（如某种滥用的物质或某种药物）或一般内科疾病的直接生理效应所致。

若存在下述情况则需要加以说明：

自知力欠缺：患者在当前病程中的大部分时间都认识不到这些强迫思维或强迫行为是过分的或不合理的。

ICD－10 中强迫障碍的诊断标准与 DSM－Ⅳ基本相似，其中附加诊断标准为：必须至少有一种思维或行为不能被抵抗，想或做这些行为是不愉快的，不情愿地重复强迫思维或强迫行为。

六、鉴别诊断

（一）脑器质性疾病

一些中枢神经系统的病变可以出现强迫症状，所以在诊断强迫障碍前，要注意检查患者神经系统的体征，尤其是基底节病变的体征。一般而言，根据脑器质性疾病的病史特点和神经系统体征，鉴别诊断不难。

（二）抑郁障碍

强迫障碍常间断地伴有抑郁症状，抑郁障碍也可以出现强迫症状，如对特定想法的过度的反复思考，但抑郁障碍的这些想法并不像强迫障碍中的强迫思维那样没有意义。另外，可以从症状出现的先后和持续的时间来鉴别。一般来说，抑郁障碍伴发的强迫症状多出现于抑郁的发作期，当抑郁发作缓解后强迫症状也随之消失；如果先出现强迫症状，而后出现的抑郁症状非常明显且达到抑郁障碍的诊断标准，在抑郁发作缓解之后强迫症状仍持续存在，那么就支持强迫障碍与抑郁发作共病。

（三）精神分裂症

强迫障碍中某些强迫思维的内容让人感到怪异，不可理解，但患者一般有自知力，意识到这种想法是不合理的，为此感到苦恼，并积极求医；而精神分裂症患者的妄想是坚定不可动摇的，常常伴有其他精神病性症状，患者多无自知力。值得注意的是，慢性强迫障碍患者在病情反复发作、病程迁延时，呈现无自知力，亦可能出现短暂的精神病性症状，随后自行消失，此时不宜认为疾病已发展为精神分裂症。

七、病程与预后

约3/4的患者在30岁之前起病，其中，儿童少年期强迫障碍多起病于11岁左右，常有阳性家族史并多伴有抽动障碍；青年期强迫障碍多起病于23岁左右，多伴有广泛性焦虑或抑郁障碍。Black（1974）报道该病54%～61%呈逐渐发展的病程，24%～33%呈波动性病程，11%～14%有完全缓解的间歇期。Ravizza等（1997）报道约67.7%的强迫障碍患者的病情在一年后有一定程度的改善，持续一年以上的，有些反复波动，有些转为慢性。

Iancu等（2000）报道，起病于童年和伴有人格障碍的强迫症患者预后较差。也有研究报道，症状严重和不断有生活应激事件的患者预后也较差。如果患者病前有诱因，社会和职业功能适应良好，且呈发作性病程，则预后较好。

八、治疗

对强迫障碍通常采用心理治疗结合药物治疗的方法。首要的治疗目标不是治愈强迫障碍，而是让患者能够控制强迫症状，能够在出现强迫思维时不作出强迫行为或出现抵消性思维。值得注意的是，对有强迫障碍表现的患者应全面检查有无抑郁障碍，因为两者常常共病，而有效地治疗抑郁障碍能改善强迫症状。

（一）心理治疗

通常采用行为疗法，根据患者的主要临床表现不同可采用不同的治疗方案。无论采取哪种行为治疗，必须在治疗前向患者解释强迫障碍的疾病表现和性质，这样有助于减轻患者的焦虑，也可以增加患者战胜疾病的信心和治疗依从性。另一方面，在治疗前与患者家属的沟通是很有必要的。强迫障碍患者常常要求其家属也参与强迫性仪式，所以需要家属理解行为治疗的过程和治疗可能引起患者的焦虑。只有家属对治疗采取坚定和支持的态度，不参与患者的强迫性仪式，才可能取得良好的治疗效果。

1. 以强迫思维为主要临床表现的治疗

单纯强迫思维的治疗较困难，主要有以下 2 种方法：

（1）习惯训练：属于精神暴露治疗中的一种，要求患者长时间地思考并注意自己的强迫思维，或者持续 1 小时以上反复听自己大声说出强迫想法的录音。

（2）思维停止：属于转移注意技术中的一种，通过施加一种突然而强烈的感觉刺激将患者的注意力从强迫思维中转移开，但对患者不会造成伤害，例如弹套在手腕上的橡皮圈。在患者手腕处套上橡皮圈，要求患者在出现强迫思维时立即弹橡皮圈，这样患者可能只注意到疼痛，而忽视了强迫思维。

2. 以强迫行为为主要临床表现的治疗

主要采用暴露后反应制止来治疗强迫行为。治疗的关键是反应制止，也就是制止患者的强迫行为，当这种制止的持续时间足够长（一般为 1 小时以上），患者对进行强迫行为的渴求和焦虑就会减轻。在治疗前，医生必须向患者解释清楚这种治疗的原理、方法和步骤，并共同确定好暴露的目标，让患者相信他不会面对意想不到的情形。在最初治疗时，最好有医生的陪伴并给予保证，随着练习的深入，就可以让患者独自进行。

以强迫洗手为例，图7－2给出了暴露后反应制止的基本步骤。

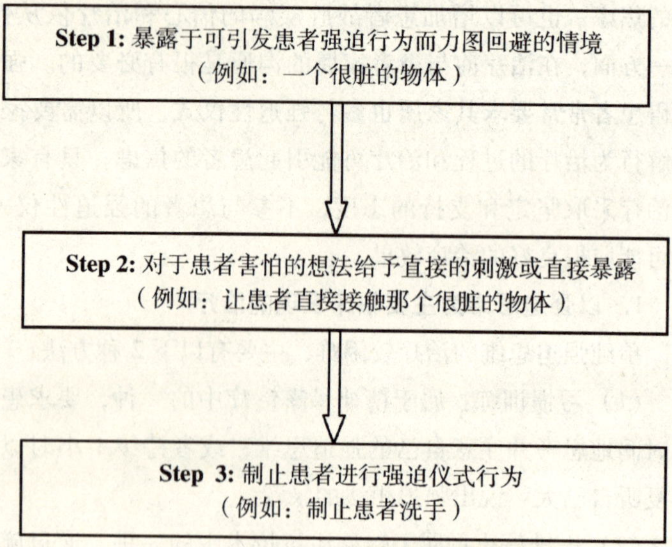

图7－2　暴露后反应制止的基本步骤

（二）药物治疗

采用药物治疗主要是为了减轻患者忍受强迫症状引起的焦虑和抵抗实施强迫行为的冲动，同时也可以减少强迫症状的出现频率。药物种类主要包括了氯丙米嗪和选择性5－羟色胺再摄取抑制剂，抗强迫的作用机制可能与阻滞5－羟色胺摄取有关。由于氯丙米嗪治疗强迫障碍的剂量比治疗抑郁障碍高，而随着剂量的增大，口干、便秘、排尿困难等抗胆碱能副作用也愈发明显，影响了患者的依从性。SSRIs疗效与氯丙米嗪相当，副反应相对较少，故目前也成为临床上治疗强迫障碍的一线用药。

无论是氯丙米嗪还是 SSRIs，对强迫症状的疗效都存在迟发效应。一般来说，服药 6 周才可出现疗效，进一步改善至少还需要 6 周以上的时间，通常需要 12 ~26 周才能确定治疗是否有效。所以强迫障碍的药物治疗有用药剂量大、见效慢、疗程长等特点。

同时为了加强临床疗效，可联合用药，一般采用一种 SSRIs 合并一种 5 - 羟色胺能增效剂。常用的有：SSRIs + 高效价、小剂量的抗精神病药物，SSRIs + 氯硝西泮，SSRIs + 丁罗环酮，SSRIs + 曲唑酮，SSRIs + 扎来普隆。

值得强调的是，无论选择哪种药物治疗，都应联合针对患者强迫行为的反应预防。

第八章 焦虑障碍的心理学治疗

心理学治疗内容广泛，既包括各种类型的心理咨询，也包括认知和行为等心理治疗，以及其他一些相关技术。关于心理治疗，都有一些共同因素，如治疗关系、倾听、情感释放、恢复信心、提供信息、提供理论基础、建议和指导、暗示等。

在之前的章节中，按照焦虑障碍的不同临床类型，已分别详细地介绍了相应的心理治疗方法，故本章仅对临床上有关焦虑障碍常用的几种心理治疗进行概括，不再按疾病具体分类示例。

一、认知治疗

认知治疗是一种心理疗法，涉及人们如何知觉、与人交往，以及这种知觉和交往如何对人的情感和行为产生有效的影响。同时，认知疗法也是认知技能与行为手段的结合，它指导患者对不正确的知觉进行修正。在此过程中，患者能对自己的潜在设想发起挑战，因为这些知觉和设想使自己曲解了当前所处的情境。治疗目的在于冲击患者的非理性思维，让患者意识到当前困难与抱持非理性思维有关；教会他们更有逻辑性和自助性的信念，而且鼓励他们身体力行，验证这些新信念的有效性。认知与行为治疗联系紧密，是应用得最多的心理治疗方法之一。

（一）认知与非理性思维

认知是人脑反映客观事物的特性与联系，并揭露事物对人的意义与作用的心理活动。认知过程是人脑通过感知觉、思维、记忆等形式反映客观事物的特性、联系与关系的心理过程，与情感、行为过程有着密切的联系。

非理性思维主要包括两种：自动化思维、不合理的信念和态度。前者可诱发患者快速产生焦虑或抑郁等情绪反应，后者则决定了患者对处境的感知和解释方式。那么，是什么让患者不合理的信念和态度持续存在呢？主要有以下三个因素：

1. 选择性注意

患者只注意到对其信念和态度有利的证据，而忽视其他的证据。例如，小王很害怕与人交往，在与人交往过程中，他总是只注意到别人对他的批评或不满，而往往忽视了别人对他的赞许或表扬。

2. 不合逻辑的思维

这类思维有很多种表现方式，其中灾难化认知是最容易产生焦虑的思维模式。当你把事情灾难化时，你会想象一些灾难马上就要发生了；或者你会通过一些不值得注意的事情就预测将会发生可怕的后果。例如：在工作晋升上失败就预测领导会解雇你，会永远失业；感觉胃口不好，全身乏力就预测自己患了癌症；丈夫忘记了结婚纪念日，就预测他不再爱你。与焦虑的想法一样，灾难化的思维通常以“如果……怎么办?”开头。“如果我考不上大学，以后的人生将一塌糊涂怎么办?”“如果小孩过马路时，没有留意红绿灯给车撞了怎么办?”“如果我乘坐的火车里有劫匪怎么办?”这类不断产生的灾难化想象是没有止境的。

当然，灾难化认知不是唯一可以引发焦虑的扭曲的思维模式，其他常见的容易导致焦虑的并与认知治疗较为相关的思维模式还有以下几种：

（1）过度泛化。患者从单个的事例中就推论出普遍的结论，夸大了问题出现的次数，使用了消极的标签。例如，小丽在一次考试中没有达到预期的90分，就认为自己是差学生，以后再也达不到90分了；小何在一次丈夫出差时很焦虑，就觉得以后每次丈夫出差，自己都会很担忧。一次不好的经历就意味着不论何时你都会处于相似的情况，会不可避免地重复那次不好的经历。类似“永远”、“以后都会”、“永不”这样的词是过度泛化的线索。

（2）选择性提取。这是一种片面理解事物的方式，并由此产生负面情绪。例如，小马一直争强好胜，在一次大学同学聚会时，其他同学一句无心的“我以为你是开车来的”就让小马心里很别扭，认为该同学是嘲笑他还没有买车，对他不尊重。又比如，一个电脑编程员，因最近编写了一个很好的电脑程序得到领导表扬，同时被问及他能否稍微快一点完成下一个任务。他下班后非常焦虑，觉得领导认为他工作拖沓。显然，这位电脑编程员忽略了表扬，把注意力只集中在批评上。

（3）个体化。患者认为人们做或说的每一件事情都是针对自己的某种反应，总是因外部的一些负性事件或结果而责备自己，过于自我谴责。例如，丈夫上班迟到了，小华认为是自己没有早点叫丈夫起床；丈夫稍微咳嗽，又认为自己没有尽到妻子的职责，没有照顾好他。该类患者也常常把自己和其他人作比较，看看谁更聪明、更能干、更漂亮等，对自己是否比得上他人而感到焦虑、担心。

（4）单极化思维。患者认为事情只有黑白好坏之分，做人也是一样，要么是完美者，要么就是失败者。在这类患者眼中，没有中间地带，没有犯错的余地。一个离异女性决心要坚强，在事业上创出一片天地。当她感到疲惫的时候，就开始认为自己无法做事业上的强者而变得不安。

（5）应该。患者有一系列刻板的认为自己和他人应该怎么做的规则，当自己违反规则时会深深自责并感到内疚。例如，“我应该是个完美的学生、儿子、朋友”，“我应该对人和蔼可亲，从不发怒”，“我应该从不犯错”等等。这些都是不现实的“应该”的例子。这些行为标准太严格了，没有人可以做到，当患者没有达到这些标准时就懊恼不已，甚至一想到这些标准就很焦虑。

（6）夸大。患者常常夸大了问题的严重程度或强度，就好比用显微镜看生活中的每一件负面的事情或困难，结果自己的问题被放大了。例如当别人给一点建议就变成了严厉的批评，一点小困难就演变成生活中不可逾越的障碍。而患者却用望远镜的另一端来看自己的优势（比如处理问题、找到解决方法的能力等），结果，这些积极的信息都被最小化了。这种思维模式奠定了一种注定失败和不可抑制的悲观主义的基调，容易导致焦虑。

3. **保护性行为**

患者常常采取保护性行为来减轻即刻的焦虑，但长期使用则导致焦虑持续存在。

（二）认知疗法的原理

认知活动的整个过程由紧密衔接的几个部分组成，首先由刺激物经感觉器官成为感觉材料，再经过以往经验和人格结构的折射，赋予感觉材料具体意义。通过这个知觉过程，个体可以对过去事件作出评价，对当前事件加以解释，或对未来事件作出预期；这些评价、解释和预期进一步激活了情绪系统和运动系统，产生各种情绪和行为动机。因此，这种被激活的情绪和行为不是孤立的，而是由认知因素决定的特定的情绪和行为。

美国心理学家埃利斯（Albert Ellis）受到古希腊斯多葛学派（Stoic）关于情绪准则的影响，创立了“人类情绪的ABC 模型”。埃利斯称，人的情绪不是由某一诱发性事件的本身所引起，而是由经历了这一事件的人对该事件的解释和评价所引起的。这就是 ABC 模型的基本观点。在 ABC 模型中，A 代表激发事件，也就是使个体作出反应的任何事件；B 代表个体对某事件的认知过程；C 代表个体对 A 的情绪反应。通常人们会认为，人的情绪反应是直接由激发事件（A）引起的，即 A 导致 C。埃利斯的 ABC 模型则指出，人们的情绪并不是由激发事件（A）引起的，而是由他们对激发事件的个人认知过程（B）所引起。例如：两个人一起在街上闲逛，迎面碰到他们的领导，但对方没有与他们招呼，径直走过去了。这两个人中的其中一个是这样看待这件事的：“他可能正在想别的事情，没有注意到我们。即使是看到我们而没理睬，也可能没有什么。”而另一个人却可能有不同的想法：“是不是上次顶撞了他一句，他就故意不理我了，下一步可能就要在工作上故意找我的岔子了。”显然，两种不同的想法会导致两种不同的情绪反应和行为。前者可能觉得无所谓，工作上该干什么仍继续干什么；而后者可能忧心忡忡，以致无法冷静下来干好自己的工作，从而形成不合理信念。从这个简单的例子中可以看出，人的情绪和行为与人们对事物的看法有直接关系。在这些看法背后，有着人们对一类事物的共同看法，这就是信念。显而易见，前者的信念是合理的，而后者的则是不合理的。合理的信念，也称作理性思维，它会引起人们对事物适当、适度的情绪和行为反应；不合理的信念，即非理性思维，往往会导致不适当的情绪和行为反应。当人们坚持某些不合理的信念，长期处于不良的情绪状态之中时，最终将导致情绪障碍的产生。

根据 ABC 模型，埃利斯推断，无须使用任何药物治疗就能帮助人们最快地改善行为，或者在情绪反应方面最快地达到良好感觉；做到这一点，只需要首先使他们对激发事件（A）采取理性思维。而理想、健康的理性思维通常有以下 5 个特点：

（1）理性思维以现实为基础。

（2）理性思维能够最佳地帮助人们保护自己的生命和健康。

（3）理性思维能够最佳地帮助人们实现自己的近期目标和长期目标。

（4）理性思维能够最佳地帮助人们回避自己最不希望的人际冲突。

（5）理性思维能够最佳地帮助人们用自己想要感觉的方

式体验情绪，而不用酒精或其他物质来麻醉自己。

一般来说，只要同时遵守以上 5 条中的 3 条就可以使思维和习得的行为理性化。习惯性的理性思维能使人们更好地追求健康和快乐的生活。

下面的例子可以帮助大家更深入地了解认知疗法：

小燕在公共汽车上被别人踩了脚，可能因为自己不同的想法而出现不同的情绪，比如愤怒、高兴、迷惑、悲伤或恐惧等情绪，并且有可能在各种不同情绪的支配下产生不同的行为：

（1）如果小燕认为自己受到了外来的侵犯，而自己有能力对付这种侵犯，那么出现的情绪就是愤怒，产生的行为可能是质问对方甚至报复对方。

（2）如果小燕想到对方不是故意的，完全可以宽容，而宽容是一种高级情绪（情感），那么也许会感到高兴，为自己的道德修养感到高兴，不过是一点小事情嘛。这样的想法并不会使小燕产生什么有针对性的行为，该做什么做什么。如果对方道歉，她会说没关系。

（3）如果小燕认为公共汽车上并不拥挤，对方可能存心和自己过不去，那么可能会感到迷惑，怎么会踩我的脚呢？由此产生的行为就是寻找对方踩自己脚的动机目的。

（4）如果小燕认为自己倒霉，车上就她一个人被踩脚，不是好兆头，以后她的生活会蒙受很大损失，就会出现悲伤情绪，然后有可能发生唉声叹气的行为。

（5）如果小燕想到对方肯定是冲自己来的，或者对方是无法无天的黑道人物，有可能会追杀自己甚至炸了公共汽车，而自己却无力反抗，那就会感到恐惧、焦虑，接下来的行为就是躲避。

通过上面的例子我们可以看到，人的情绪行为都来自于认知，只有这么想了才能出现相应的情绪和行为。ABC 模型的重要意义就在于：解释了患者或当事人解释如何给自己造成许多不必要的情绪问题，患者或当事人可以通过想象的心理实践来做到这一点；可以向患者或当事人解释如何用理性的信念和同样的心理实践迅速完成期望的成功治疗。这也包括了自我分析和理性情绪意象。自我分析主要是为了促进患者或当事人的发展技能，要求其必须做到以下两点：①自己决定用什么样的情绪行为和躯体行为进行反应，可能最健康和对个人最有益；②自己决定什么时候作出相应的反应，可能最健康和对个人最有益。理性情绪意象（Rational Emotive Imagery，简称 REI），主要使患者或当事人能够随心所欲地实践他们想要的新的情绪行为反应和躯体行为反应，由此确定自己能够成功达到治疗的目的。总而言之，认知疗法就是根据认知过程影响情绪和行为的理论假设，通过改变患者非理性认知来消除不良情绪、矫正不良行为并适应社会环境。

（三）焦虑障碍患者的认知模式

认知治疗的理论研究已确认，不同心理障碍在认知方面的危险因素也不同。而认知疗法作为一种心理治疗，倾向于从临床病例中关注患者的典型症状，由此得出一般结论。所以了解不同类型障碍的认知模式有着重要的意义。

在焦虑障碍患者的认知图式中，存在的是危险感和威胁感。而认知疗法对焦虑的观察是采用一种进化论式的透视方法，因为焦虑最早可见于动物逃跑、争斗等行为反应中。经过长时间的演变，这种对人体有危险的先天性反应使人感到不适应。从本质上来说，这种不适应对人体的风险微乎其微，更多体现在心理社会方面。

焦虑的认知反映了对危险情境的错误认知，对情绪失控的误解，或是对积极的亲情关系的误辨。这就是焦虑障碍患者认知模式的核心观念，随着焦虑的形成而形成。对焦虑障碍的认识，有助于我们很好地说明再发性惊恐的认知模式，因为在再发性惊恐中，人们对自己生理状况的灾难化误解会导致极端焦虑的发作，或使人接近惊恐的临界点。随之，就会发生以下的情形：烦躁不安、过度劳累、兴奋等因素在人们内心产生灾难化作用，使人体的焦虑体验明显加剧。反复如此，便形成了一个恶性循环，最终导致惊恐发作。当躯体的感觉被看作是突发性风险的信号时，精神紧张所引起的呼吸急促、心悸、头晕等就成为这个恶性循环的一个组成部分。惊恐发作时，恐惧的刺激源是人自身的生理感觉；当人受到恐惧的袭击，就会对任何生理上的变化保持高度的警觉，于是人体的生理感觉就成了恐惧的源头。所以，对惊恐障碍患者的心理治疗中还包括对其躯体的放松训练。

（四）认知治疗的适用范围

可用于抑郁状态、焦虑障碍（包括惊恐障碍、恐怖症、广泛性焦虑、强迫障碍）、自杀及自杀企图、成瘾行为、非急性期精神分裂症、睡眠障碍、心身疾病、进食障碍、人格障碍、家庭或婚姻冲突及矛盾、儿童的品行及情绪障碍、某些性功能障碍及性心理障碍等。对存在精神病性症状、偏执人格特征的患者原则上不用认知治疗。

（五）操作方法

简而言之，认知疗法的步骤就是引出患者的非理性思维和重建理性思维。具体如下：

1．识别可能导致临床问题的错误认知

例如："全或无"认知模式；以偏概全，过度泛化；对积极事物视而不见；对事物做灾难性推想，或者过度缩小化；人格牵连，将事件往人（包括自己）的主观原因上联系；情绪化推理，宁可相信直觉，不愿接受事实。

让我们来做下面的练习。下面的练习可以帮助发现并识别扭曲的思维模式，也就是错误的认知。仔细阅读每一句话，参考之前相关的介绍，然后判断每一句陈述包含了哪一种或哪几种扭曲的思维模式。

（1）一位司机很害怕开长途车，担心汽车会发生故障，或者因为生病而陷入离家很远的困境中。面对要开 400 公里的往返运货任务时，他对自己说，"这路程太远了，这任务是绝不可能完成的。我的车已经跑了 50 000 公里了，万一车在路途中出现故障或者我生病了怎么办"。

（2）一位女友希望自己变得更温和，更讨人喜欢。每当和家人或同事发生一点点摩擦时，就会感到很内疚。

（3）洗衣机坏了。有一个正在用尿布的孩子的妈妈自言自语说，"总是发生这样的事。我再也无法忍受了。一整天都被毁了"。

（4）正在为英语考试做准备的一名高中生心想，"我写的字是全班最难看的，英语口语发音是全班倒数第二难听的……如果这次英语考试失败的话，我会死掉的。我永远都没有办法再学好英语，我的前途就会被毁了……我希望这次英语考试成功，只要成功的话，一切都会很完美"。

（参考答案：1．灾难化、夸大；2．应该；3．过度泛化、选择性提取；4．个体化、单极化思维、灾难化）

2. 识别特征性的认知偏见或模式

目的是为将要采用的特异性认知行为干预提供基本的努力方向。焦虑障碍中常见的认知模式有三种，分别是对恐惧本身的恐惧、对症状的恐惧、对负性评价的恐惧。当然，在不同类型的焦虑障碍中，认知模式的侧重点也是不同的。例如，对广场恐怖症患者而言，对恐惧本身的恐惧更为重要，同时也有对症状的恐惧；对社交恐怖症患者而言，对负性评价的恐惧则显得十分突出。

3. 达成治疗目标

患者和医生对靶行为在认知解释上达成意见统一，对不良表现给予解释并且估计矫正所能达到的预期结果。

4. 计划治疗步骤

（1）通过交谈和每天记录想法来确定其不恰当的思维方式。

（2）通过提问，使患者检查其不恰当思维的逻辑基础。

（3）改变其不合理的思维（错误认知），让患者考虑换一种思考问题的方式。

常用的改变认知的方法有4种，分别是分散注意、抵消、挑战和重新评估。分散注意指的是通过某些方式将患者的注意从令人焦虑的念头中转移开。例如，在强迫障碍心理治疗中提到的“思维停止”就是通过制造突然的感觉刺激来达到这个目的。还可以通过让患者进行复杂的心算或者注意当前环境中的事物而转移其注意力。抵消是指通过复述可以解释（或消除）疑虑的回答来减轻引起焦虑的内心冲突。患者可以事先在卡片上写下消除疑虑的观点，当感到焦虑时，就马上复述或默念这张卡片，或者迅速在卡片上写下消除疑虑的观点，这样都可以帮助患者有效地转移注意力。挑战是用来改变适应不良的思维和信念。医生先向患者提供不支持其错误思维的信息，然后通过一系列的提问来揭示和削弱患者的不合理思维。表8－1从Clark（2000）中摘取了一些有助于挑战信念的问题。重新评估是指让患者重新评估自己的角色和对事情所负的责任范围。

表8－1　有助于挑战信念的问题

试试看，你也可以挑战你的信念！
1. 这种想法的证据是什么？
2. 是否有另一种方式来看待这种情形呢？
3. 在这种情形下，别人可能会怎么想？
4. 你是否更注意你的感受而不是发生了什么？
5. 你已经忘却了相关的事实吗？
6. 你是否注意到了不相关的事情？
7. 你是否过高估计事情可能是这样的？
8. 你对自己的要求高于对别人的要求吗？
9. 当你应该考虑到灰色调时，是否仅仅想到了黑白两极？
10. 你是否高估了你对结果的责任？
11. 可能发生的最坏的事情是什么？将会有多糟？
12. 假如最坏的事情发生了将会怎样？会有多糟？你能应对吗？
13. 你是否低估了自己应对这种情形的能力？

让我们再来看看一些简单有效的例子，它们可以改变造成焦虑的不合理的思维。

①灾难化。灾难化基于两点：对坏结果的几率过高评价，以及如果坏结果真的发生了，对自己应对的能力过低评价。你的胃口差和疲乏无力真是由癌症引起的几率有多大？你的

小孩在过马路时被车撞的真实几率又有多大呢？假设最糟糕的事情真的发生了，你真的无法应付吗？即使一直处在可怕的环境中，人们也能生存下来。当然这些经历是困难的、令人伤痛的，但你不能经受住这些的几率真正又有多大呢？当你感到害怕时，不妨检查一下这些想法的背后，你就会发现灾难化在起作用。如果你能用更现实的想法来代替这些错误的认知，那么你的焦虑就会减轻。通常，挑战灾难化、减少它的影响有3个重要的步骤，依次是：识别错误认知、质疑它们的正确性以及用更现实的想法来代替它们。

现在不少大学生担心在观众面前讲话时感到不安，我们就以这个为例子来看看如何挑战灾难化。

灾难化的思维模式：

如果给这些人演讲时，我开始感到不安怎么办？

如果他们认为我疯了，怎么办？

我将永远不能使人们忘记我的这次失败。

识别错误认知：

如果我必须进行演讲，我肯定会感到不安。

观众看到我不安，肯定会认为我疯了，这是多么灾难性的事情啊。

质疑想法的正确性：

实际上，我在演讲时感到不安的可能性有多大呢？如果我真的感到不安，人们知道我的想法而认为我疯了的可能性又有多大呢？假设这种不大可能的事情真的发生了，人们真的因为我感到了不安而认为我疯了，这会有多恐怖呢？我将永远不能使人们忘记我的这次失败的想法现实吗？

用更现实的想法来代替这些错误的认知：

如果我在演讲时真的感到不安，我可以缩短我想说的话，然后坐下来。人们常常会被自己的想法和关心的事情缠住，也偶尔会开小差或听电话什么的，没有人会注意我缩短了讲话。即便人们察觉了我感到不安的迹象，比如脸红或声音打战之类的，他们认为我疯了或很奇怪的可能性还是很小。如果我是观众，看见演讲者这样，我会关心他或同情他，而不会认为他很奇怪或发疯了。如果真的有极少数人因为我不安而认为我有些不一样，我可以向他们解释我有时在公众面前讲话会感到害怕。现在关于焦虑的宣传很多，他们很可能会理解我。完全坦诚地面对焦虑是我解决问题的方法。不论发生什么事情，过一段时间后我就会忘掉。连我自己都会忘掉的事情，别人怎么可能会永远记住呢？所以别人永远不会忘记我的这次失败的想法是不正确的。何况，我以前也克服过一些难堪的情况。

表 8－2 简要列举了挑战灾难化想法的步骤，通过反复重复这个表中的所有步骤来分析处理每一种恐惧或焦虑，就可以用更现实、更少焦虑的想法来反对那些引起不必要的恐惧或焦虑的想法了。

表 8－2　挑战灾难化想法的现实工作表

想想你对自己说了些什么？	⇨	列出你所有关于所害怕情境的想法。（如果……怎么办？）
不合理的思维模式	⇨	为了便于识别不合理的思维，可以把“如果……怎么办”的句子变成肯定句。例如，把“家人出门发生交通事故怎么办？”变成“家人出门会发生交通事故”；把“如果同学认为我很愚蠢怎么办？”变成“同学会认为我很愚蠢”。

（续上表）

挑战不合理的思维模式 ⇨	在现实生活中，这种事情发生的机会有多大？在我过去的生活中，发生这种事情的频率高吗？我是不是把这种事情想象成自己根本无法处理的或无法度过的？
更符合现实的思维模式 ⇨	用更现实的想法来代替不合理的、令人恐惧的想法。
如果最糟糕的情况真的发生了，我可以做的事情 ⇨	列出你可以做的事情。

②过度泛化。过度泛化是一种夸张，好比试图用一个纽扣就想把整匹布缝制成一件衣服。克服它的方法是用量化来代替使用类似巨大的、极大的、极小的、可怕的这类词。例如，如果你发现自己在想："我们被巨大的债务压得喘不过气来。"那么就用一个具体的数字来代替："我们欠别人3万元人民币。"

③选择性提取。这种思维模式只注意到了外界环境中惊吓你的事物，所以解决方法是必须有意识地转变注意的焦点。首先，可以把注意力集中在处理问题的应对策略上，而不要对问题本身念念不忘。其次，把注意力集中在你最初注意的焦点的反面，也就是聚焦于带给你焦虑或恐惧的事物的反面，让自己注意外界环境中给你带来安全舒适的事物。质问任何选择性提取的经典问题是："我看到的杯子是一半空的，还是一半满的？"

④个体化。当你认为别人的反应是因你而导致的或者是

针对你的时候，一定要先让自己验证一下这种想法。子女感冒了并不一定是因为你对他们的照顾不够好；老板或许并不是因为你在报告中写了几个错别字而生气。当你发现自己在和别人做比较时，要提醒自己每个人都有优点和缺点。把自己的缺点和别人的优点相比，无疑是削弱自己的自信。

⑤单极化思维。改变单极化思维的关键是停止做非此即彼、非白即黑的判断，学会用百分比的概念来思考。例如，“我现在面对的这个困难，不能解决的可能性有40%，但还有60%的可能性是我能够坚持下来并解决它的”。

⑥应该。重新检查并质问自己的个人期望或标准，尤其是那些包含“应该”、“必须”、“应当”等这类词语的期望或标准。告诉自己适当的期望或标准是不会定性使用这些词的，因为在现实生活中总有例外或特殊的情况。然后针对自己的每一条期望或标准，尽可能列举3个以上的例外。同时可以用“更喜欢”代替那些“应该”、“必须”、“应当”。

⑦夸大。克服夸大的方法是停止使用“很糟糕”、“很可怕”、“这让人无法忍受”诸如此类的话。可以通过阅读各种励志书籍或故事来告诉自己，人可以承受痛苦的心理打击并勇敢地生活着。

（4）鼓励患者真实性检验，验证这些替代的新解释结果如何。

（5）指导自我监测思维、情感和行为，说明和示范替代性的认知内容和认知模式。

（6）指导患者发展并应用新的认知和行为，代替适应不良的认知行为。

（7）改变有关自我的认知，强化自我处理问题的能力。

二、行为治疗

行为治疗是根据心理学的学习理论和基本规律，改变患者行为状态，帮助其学习正确行为和技能的一种心理治疗方法。目的是直接纠正患者的行为或症状，也就是说，当患者的症状表现为异常行为或不敢进行某种行为时，制止患者这种异常行为或者鼓励患者进行这种不敢进行的行为，从而改变患者的适应不良行为。

（一）行为治疗的理论基础和一般原则

Ivan P. Pavlov 最早开始对行为进行系统研究并得到行为变化原理，即经典条件作用原理。随后，Edward L. Thorndike 提出了效果定律，也就是对环境产生良好效果的行为，更可能在将来被重复。John B. Watson 提出了反应心理学，他认为一种环境事件（刺激物）可以从个体身上得到回应的刺激，并发起了心理学中称为行动主义的运动。B. F. Skinner 通过“斯金纳箱”模型的创建，提出了操作性条件作用原理，构成了今天多数行为疗法的特殊基础原理。所谓斯金纳箱，是一个小箱子，里面有一只鸽子和一个发光的键，鸽子可以啄这个键。实验者可以调节鸽子啄键时得到的食物数量，鸽子“啄”的次数也是被自动记录的。通过有选择的强化绿光的键而不强化红光的键，鸽子学习到了啄绿键而不啄红键来得到更多的食物。虽然该实验以动物作为实验对象，但 B. F. Skinner 将操作性条件作用的行为原理引申到人的身上，认为行为结果可以控制该行为在未来的出现。所以，行为治疗的基本原则有以下两点：

（1）人的行为，无论是功能性的或非功能性的，是正常还是病态的，均可通过学习而获得，也可以通过学习更改、增强或消除。

（2）行为受到奖励，或行为结果令自己、他人满意，则容易学习、强化和维持。反之，则不容易学习、强化和维持。

（二）适用范围

可用于各种类型的神经症性障碍、发育障碍和康复治疗，也可用于慢性心理障碍患者的日常生活技能训练及社会行为的矫正。

存在复杂内心冲突的神经症以及明显的人格障碍的患者不宜采用行为治疗。冲击疗法有时可引起患者强烈的心理不适，厌恶疗法的负性痛苦刺激也可能导致严重不良反应，使部分患者不能耐受，故需在征得患者、家属的知情同意后才能使用；尤其对于有心血管疾病的患者和心理适应能力较差者，要避免使用。

（三）操作方法

1. 行为的观测与记录

这需要我们先定义目标行为，也就是要辨认并客观和明确地描述行为过度或行为不足的具体内容，并记录下来。

2. 行为功能分析

对来自环境和行为者本身的，影响或控制问题行为的因素做系统分析。包括行为问题是否属于习得的；属于行为缺陷或不足，还是行为过剩；周围环境怎样影响问题行为，问题行为所导致的后果；与患者的动机及引起问题行为的先行刺激有何关系。以分析为基础，确定靶行为。所谓靶行为是指在整个治疗过程中或各个治疗阶段中需要加以改变的具体问题行为。

3. **放松训练**

焦虑常常通过一系列生理症状而表现出来。事实上，很多焦虑障碍患者在被要求描述焦虑症状的时候，大多数人开始列举的都是一连串的生理不适的感觉，例如：心悸、呼吸急促、肌肉紧张或全身疼痛等。而这些症状反过来加重了“我感到焦虑”的这种想法。通过放松训练，我们可以缓解焦虑引起的生理作用。

放松训练是行为治疗中最简单的操作技术，对阈下焦虑及应激相关障碍的治疗有效。如果焦虑与肌肉紧张有着密切的联系，那么放松训练很可能是一项特别有效的工具。常见的方法有以下几种：

(1) 渐进性肌肉放松：肩脖紧绷、紧张性头疼、背疼、下巴紧张、眼睛紧绷、肌肉痉挛、高血压及失眠都可通过该技术得到较好的缓解。不过，如果需要绷紧或放松的肌肉群曾经受过伤的话，在进行前最好先咨询一下医生。

采取舒适的坐位或卧位，从上到下，渐次对各部位的肌肉先收缩10秒左右，同时深吸气和体验紧张的感觉；再迅速地完全松弛15~20秒，同时深呼气和体验松弛的感觉，如此反复进行。我们建议焦虑障碍患者每天至少练习20分钟。每天2次20分钟的练习是最理想的，但至少要保证1次20分钟的练习才能达到泛化的效果。注意找一个安静、不受打扰的地方练习，采取一个舒适的姿势，并松开紧身的衣服，脱掉鞋子，摘下手表、眼镜、首饰等束缚身体的物品。能否取得良好放松效果的关键因素是采取一种顺其自然的态度，不要担心自己是否能很好地使用这项技术，更不要硬性控制自己的身体或强迫自己放松。比如在放松阶段，可以在心中默念“我正在放松”、“释放”、“让紧张随风而去”等词语来帮助自己放松。表 8 – 3 是渐进性肌肉放松的练习例子。

表 8 – 3　渐进性肌肉放松的练习示例

找一个安静的地方，舒适地躺着或坐着，然后按照以下步骤操作：
1. 首先，深呼吸三次，每次都慢慢地呼气。呼气时，想象身体的紧张开始消除。
2. 握紧拳头，坚持 7 ~ 10 秒，然后放松 15 ~ 20 秒。在绷紧、放松所有其他肌肉群时，使用同样的时间间隔。
3. 绷紧肱二头肌，把前臂举起来，靠近肩膀，双臂同时用力。绷紧……放松。
4. 绷紧肱三头肌（上臂的内侧肌肉），笔直地伸出手臂，绷直肘部。绷紧……放松。
5. 绷紧前额的肌肉，尽可能地抬高眉毛，绷紧……放松。想象你前额的肌肉在放松时变得又光滑又柔软。
6. 绷紧眼睛周围的肌肉，眼睛紧紧地闭起来，绷紧……放松。想象深度放松的感觉散布在眼睛的周围。
7. 绷紧下巴，尽可能地张大你的嘴，伸展下巴周围的肌肉。绷紧……放松。让嘴唇分开来，下巴自然地放松。
8. 绷紧颈部背面的肌肉，头尽可能地向后仰，似乎要碰到自己的背部（为了避免这组肌群受伤，动作尽可能柔和一些）。把注意力集中在绷紧颈部的肌肉。绷紧……放松。由于这部分肌肉通常总是很紧的，所以最好做两次。
9. 深呼吸几次，让头的重量尽可能完全地落在靠着的地方而不是你的脖子。
10. 绷紧肩膀，把肩膀抬起来，似乎要去碰自己的耳朵。绷紧……放松。

（续上表）

11. 绷紧肩胛周围的肌肉，把肩胛往后伸展，似乎要让它们碰到一起。绷紧……放松。由于这部分肌肉都很紧，所以最好重复做两次。
12. 绷紧胸部的肌肉，深深地吸一口气，屏住至少10秒钟，然后慢慢地放松。想象你胸部的任何过多的紧张都随着呼气而消逝了。
13. 绷紧腹部的肌肉，腹部紧缩，绷紧……放松。想象有一股放松的感觉散布在腹部。
14. 绷紧腰部，使之呈弓形（如果有腰疼或腰肌劳损，可以省去这步练习）。绷紧……放松。
15. 绷紧臀部，把两边尽量并拢，绷紧……放松。想象臀部的肌肉变得放松、柔软。
16. 把大腿的肌肉朝膝盖的方向挤压。由于大腿肌肉与骨盆是相连的，所以在绷紧大腿时你必须同时绷紧臀部。绷紧……放松。感受你大腿肌肉的平滑，完全放松。
17. 绷紧小腿肌肉，把脚趾朝向身体弯曲（动作轻柔，以防抽筋）。绷紧……放松。
18. 绷紧你的脚，脚趾向下弯曲。绷紧……放松。
19. 用心感受一下全身，看还有没有残余的紧张。如果某个部位还是很紧张的话，那组肌肉群再重复做一两次绷紧—放松的练习。
20. 现在想象一股很放松的感觉像波浪般慢慢地散布全身，从头开始，慢慢地渗透到每组肌肉群，直到脚趾。

（2）被动式肌肉放松：也称作自主训练，这种放松方法无需主动地绷紧和放松肌肉。该种放松方法有6种标准程式，即沉重感（伴随肌肉放松）；温暖感（伴随血管扩张）；缓慢的呼吸；心脏慢而有规律地跳动；腹部温暖感；额部清凉舒适感。在指导语的暗示下，缓慢地呼吸，由头到足逐部位体验沉重、温暖的感觉，即可达到全身放松。

（3）腹式呼吸：当人在紧张状态时，呼吸往往会变得很浅、很快，而且发生在胸部较高的部位。浅的胸式呼吸，如果频率很快的话，将会引起换气过度；换气过度则可能导致一些与焦虑相关的躯体症状，如头晕、心悸等。惊恐发作的患者常常伴有过度换气。所以，成功地使用腹式呼吸可以有效阻止过度换气，从而预防惊恐发作。同时，这项技术对于在消除面对一个令人恐惧的情境之前产生的预期性焦虑或减轻日常生活中的担忧等方面同样有效。一般来说，5 分钟的腹式呼吸练习常常可以有效减少焦虑或早期的惊恐症状。表 8－4 是腹式呼吸的练习例子。

表 8－4　腹式呼吸的练习示例

1. 记下你感受到的紧张程度，然后把一只手放在你的腹部。
2. 通过鼻子慢慢地、深深地吸一口气直达肺部底端，也就是说，尽可能把空气送达肺部最低的部位。如果你是在腹式呼吸的话，你的手的水平位应该会升高。当你的腹部鼓起来的同时，你的胸部只有轻微的活动。
3. 当你深吸一口气后，屏一会儿气，然后慢慢通过鼻子或嘴（可选择自己喜欢的方式）把气呼出去。确保充分完全的呼气。当你呼气的时候，让整个身体放松（可以想象自己的手臂和腿变得软软的、松松的）。
4. 做 10 次慢慢的、充分完全的腹式呼吸。尽力让你的呼吸平稳而有规律，不要一下子吸一大口气或一下子把气都呼出去。在吸气的时候慢慢倒数到 4，然后呼气时也慢慢倒数到 4，这样有助于放慢呼吸节奏。用这个方法呼吸几次后，就能放慢呼吸，然后放松。记住每次吸气后都要屏一会儿气。
5. 当你已经放慢呼吸后，每次呼气就倒数一个数字，可以从 20 倒数到 1。例如：慢慢地吸气……屏气……慢慢地呼气（数 20）；慢慢地吸气……屏气……慢慢地呼气（数 19）；慢慢地吸气……屏气……慢慢地呼气（数 18）；如此直至倒数到 1。如果在刚刚开始练习腹式呼吸的时候觉得头晕，可以停止练习 15～20 秒，用正常的方法呼吸，然后再重新开始。

4. **暴露疗法**

暴露疗法最常用于治疗恐惧性障碍，可有效减少回避行为。暴露可分为实际暴露和想象暴露两种方式。实际暴露是指将患者暴露于诱发焦虑的实际情境。想象暴露则是令患者生动地想象恐惧的情境而引发焦虑。治疗时，尽可能采用实际暴露，而非想象暴露。暴露疗法具体有以下几种：

系统脱敏疗法一般有以下的脱敏步骤：

（1）评定主观不适单位（SUD）。通常以5分、10分或100分制评定。让患者学会按标准衡量自己的主观感觉。

（2）松弛训练。按前述方法训练6～8次，并且布置家庭作业。要求能在日常生活环境中可以随意放松，达到运用自如的程度。

（3）设计恐惧等级表（不适层次表）。让患者根据自己的实际感受，对每一种刺激因素引起的主观不适进行评分（SUD），然后按其分数由低到高将各种刺激因素排列成表。简单来说，我们可以把恐惧等级表看作一个刻度尺，第一个等级是产生最少焦虑的情境，然后依次递增，一直到最后那个等级，也就是产生最强焦虑的情境。我们以电梯恐惧为例，来看看克服它的一个恐惧等级表：

①看着电梯，看它们上上下下；

②和你的陪同者一起站在静止的电梯里；

③独自站在静止的电梯里；

④和你的陪同者一起往上或往下乘一层楼；

⑤独自往上或往下乘一层楼，让你的陪同者等在你要抵达的楼层电梯口；

⑥和你的陪同者一起往上或往下乘2～3层楼；

⑦独自往上或往下乘2~3层楼，让你的陪同者等在你要抵达的楼层电梯口；

⑧增加你要乘坐电梯的楼层数，先和你的陪同者一起乘坐，然后独自乘坐，让你的陪同者等在你要抵达的楼层电梯口；

⑨独自乘坐电梯，没有陪同者的陪伴。

（4）系统脱敏。由最低层次（或合适的较低层次）开始脱敏，进行针对该层次刺激的松弛训练，直至暴露于刺激因素时不再产生紧张焦虑，然后转入针对较高层次的松弛训练。在脱敏之间或脱敏之后，将新建立的反应迁移到现实生活中，即现场脱敏，不断练习，巩固疗效。脱敏过程一般需要8~10次，每日1次或隔日1次，每次30~40分钟。

虽然我们主张在治疗时尽可能采用实际暴露，但如果不可能在现实生活中反复面对你的恐惧（例如，害怕搭乘飞机），那么就可以采用想象暴露（想象脱敏），基本原理同前。一般而言，一个恐惧情境最少要暴露2次才能降低焦虑。值得注意的是，只有在完全适应上一个等级的情况下，才能挑战下一个更困难的等级。

具体程序如下：

（1）采用任何一种对你有效的放松技术，让自己放松。

（2）想象自己正处于一个宁静的情境中。可以在头脑里栩栩如生地描绘出这个令人放松的地方，比如：辽阔的草原、海边等，重要的是这个地方能让你感到很安全。在这个情境里停留1分钟左右。

（3）想象自己身处恐惧等级表的第一个等级情境里，停留30秒到1分钟，尽量具体描述这个情境里面的每一样东西，好像你就在那里。想象自己感觉并表现得很自信、平静。

如果几乎没有感觉到什么焦虑，那就可以进入到恐惧等级表的下一个等级。如果你感觉到轻度到中度的焦虑，那么试着在这个情境里停留30秒到1分钟，同时让自己放松。你可以通过调整呼吸，消除身体焦虑的感觉，或者通过不断给自己平静的肯定性暗示（如：我很平静放松等），想象自己能够以平静自信的态度面对这个情境。

（4）暴露1分钟后，从引起恐惧的情境转换到平和的环境中。在平和的环境中停留1分钟左右或更长的时间，让自己完全放松下来。然后重复想象那个引起焦虑或恐惧的情境30秒到1分钟，在这个情境和平和的情境间不断切换（每个情境大约停留1分钟），直到引起恐惧或焦虑的这个情境不再激发或仅能激发非常少的焦虑。这时就可以进入到恐惧等级表的下一个等级。

（5）如果想象某个情境会引起强烈的焦虑，特别当你感觉到自己快接近惊恐发作时，停留的时间不要超过10秒。立即转换到平和的情境中，一直停留到自己完全放松。逐步让自己暴露在比较困难的情境中，不断在短暂的暴露和平和的情境间进行切换。如果恐惧等级表中某个情境一直引起问题，或许需要在成功完成的上一个等级和这个一直无法克服的等级之间加上一个中间等级。

冲击疗法又称为满灌疗法。让患者直接面对大量引起焦虑、恐惧的情境，甚至过分地与惧怕的情境接触，使恐怖反应逐渐减轻、消失。由于治疗一开始，患者就直接面对焦虑等级表中差不多最高等级的情境，并一直停留在该情境中直至焦虑消失，所以治疗前应向患者介绍其原理与过程，告诉患者在治疗中可能会感到非常痛苦，需要患者和家属签署知情同意书。

在暴露疗法的过程中会不可避免地感受到一些焦虑，可以在进行暴露治疗之前或治疗过程中，使用积极应对的语言来增强信心并缓解焦虑（表8－5）。也可以把这些语句写在小卡片上，便于在练习时随身携带。

表8－5　积极应对的语句

通过使用这些积极的语句，或许可以帮助你面对暴露治疗时出现的焦虑
1. 对我而言，这是一个学习如何适应这种情境的机会。
2. 正视我对……的恐惧是克服由此产生的焦虑的最好方法。
3. 每次我选择面对……，我就朝摆脱恐惧又迈进了一步。
4. 通过现在采取的这个步骤，我越来越接近我想要做的事情。
5. 我知道一旦我真的进入情境，我会感觉好一些。
6. 如果我真的需要从这个情境中撤退的话，总是可以做到的。
7. 这个问题我以前处理过的，现在我也能应付。
8. 仅仅是因为我的想法才使我感觉被困住了，我可以改变我的想法，这样就能感觉到不受束缚。
9. 没有什么很严重的事要发生在我身上。
10. 这并不像我想象的那么坏。
11. 随着我不断练习，这个过程会变得更容易。
12. 任何我感觉到的焦虑只是提醒我应该使用我的应对技巧了。
13. 这些糟糕的感觉会过去的，我会没事的。
14. 这些只是我的想法而已，并不是事实。
15. 这种感觉或情绪并没有危险。
16. 我能处理好这个问题。

5. 暴露后反应制止

这种治疗方法主要用于治疗强迫障碍患者的强迫行为，具体参见第七章强迫障碍中心理学治疗的相关内容。

6. 厌恶疗法

通过轻微的惩罚来消除适应不良行为。当某种适应不良行为即将出现或正在出现时，当即给予一定的痛苦刺激，如轻微的电击、针刺或催吐药，使其产生厌恶的主观体验。对酒依赖的患者的治疗可使用阿扑吗啡（去水吗啡）催吐药。

7. 自信训练

运用人际关系的情景，帮助患者正确地和适当地与他人交往，表达自己的情绪、情感。

（1）情景分析：了解来访者对某类事情的态度和看法。

（2）寻找适当行为：治疗师与患者共同找出问题领域中的适宜行为，观察他人有效的行为，使患者认识到同一种问题还可能有另一种解决或应对方法。

（3）实际练习：用角色扮演的方法，使患者在这一过程中通过主动模仿而学习新的行为方式。

（4）迁移巩固：每次自信训练进行完后，给对方反馈，布置家庭作业或鼓励患者把学习到的新的行为运用到实际生活中去。

8. 模仿与角色扮演

帮助患者确定和分析所需的反应，提供榜样行为和随时给予指导、强化。

9. 塑造法

主要用来培养一个人目前尚未做出的目标行为，步骤如下：

（1）定义目标行为。

（2）确认初始行为。

（3）选择塑造步骤，循序渐进。

（4）提供强化刺激。

（5）对各个连续的趋近行为实施差别强化。

（四）认知—行为治疗

认知—行为治疗是认知治疗与行为治疗的结合。事实上，在临床心理治疗中，两者常常联合应用，并取得了不错的效果。对于两种治疗方法应用的先后顺序，并没有统一的规定，关键是根据疾病的不同类型和主要临床表现来决定。例如，对于以强迫思维为主要表现的强迫障碍患者，先采用认知治疗较好；而对于以强迫行为为主要表现的强迫障碍患者，先采用行为治疗较好。具体的操作方法和程序，请参阅前面部分的相关内容。

认知—行为治疗的基本特点如图 8－1。

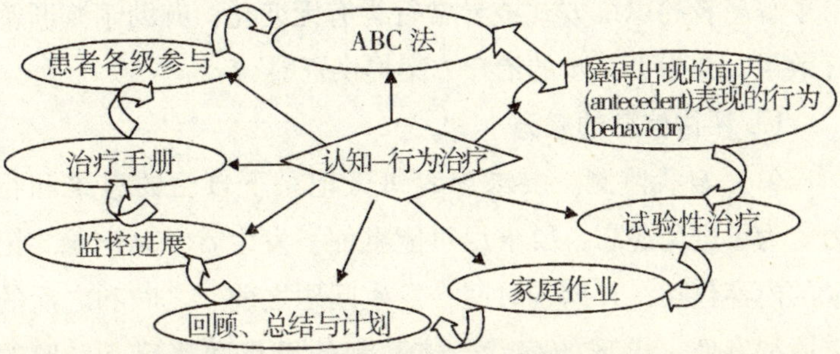

图 8－1　认知—行为治疗的基本特点

（五）行为评价和治疗评估

行为疗法的目的仅仅是用来治疗行为问题；但有时医学问题似乎也是一个习得的行为问题，有时医学问题和习得的行为问题同时存在。因此，在开始行为治疗之前，对于患者或当事人来说，重要的是确定他们是否：①单独存在一个习惯性行为问题；②存在一个习惯性行为问题，同时还有一个与此没有关联的医学问题；③存在一个习惯性行为问题，但它只是身心失调的一部分；④存在一个似乎刚刚习得的医学问题。

当我们明确了以上的问题，接下来需要思考的是关于治疗对象的重要信息：患者或当事人什么时候可以摆脱他们的问题？问题的相继状况有哪些？是什么因素使这些问题好转、恶化或者暂时消失？这些问题防止或引发了哪些适宜或不适宜的个人体验？患者或当事人对自己存在的问题抱有什么看法？他们对治疗的方法又抱有什么期望？只有对这些问题有了最为直接的了解，才能拟定一个切实有效的临床行为治疗方案。

按照治疗方案实施后，必须定期进行治疗评估，才能及时了解患者的思维方式或异常行为有无变化，有助于判断治疗效果，并为下一步的治疗方案提供资料。

1. 评估信息的来源

（1）自我监测。要求患者每天记录下自己的思维和行为。为了避免遗忘，要求尽可能事件一发生就立刻记录。记录的内容包括：日期，时间，发生问题之前、之时和之后的情境和事件，出现的症状，体验到的思想和情感，采取的行为。

（2）观察。要求患者诉说在描述想象问题时出现的想法和情绪，以及可能出现的症状。

（3）其他。通过特殊晤谈和家庭作业等其他方式，可以获得患者的一些不合理信念。

2. 评估的具体内容

评估的内容主要包括：诱发症状的事件类型、事件的诱因、背景因素和维持因素。例如，对每一个问题都要进行思维、情绪和行为三方面的描述，有没有在哪种情境中问题最容易发生，有没有发生的前提事件，患者对该事件的反应又如何。还需要思考有没有使问题好转或恶化的因素，有没有回避、保护性行为、选择性注意、不合理的信念等维持因素。

三、焦虑的干预措施

当我们面对焦虑障碍患者时，首先需要判断临床特征，然后根据患者所表现的焦虑的行为来建立长期及短期的治疗目标，并制定干预措施。干预措施多种多样，具体措施的选择应以患者的需要和临床医生所具备的熟练治疗技术为基础。

下面是一个以成人广泛性焦虑为例的干预方案。

（一）长期目标

（1）降低焦虑的程度和发生频率，以保持良好的社会功能。

（2）解决引起焦虑的核心冲突。

（3）提高自我应对焦虑的能力。

（4）减少恐惧，有能力独自离开家活动并在公共场合没有不舒服的感觉。

（5）消除惊恐症状，不再害怕症状复发或担心自己没有能力控制它们。

（二）短期目标

（1）陈述激发焦虑的问题。

（2）确认过去和现在主要的生活冲突，这些冲突可能是目前焦虑的基础。

（3）识别并取代认知曲解或导致焦虑情绪的信念。

（4）将负性的自我否定信息转变为积极的自我肯定的信息。

（5）实施解决自信问题的技能。

（6）当感到焦虑或惊恐发作时运用放松和深呼吸等技术。

（7）承认自己所感受到的恐惧是非理性的。

（8）陈述惊恐症状的病史和惊恐症状的性质。

（9）口头表示理解惊恐发作不会导致患者突发某种严重的心理疾病，丧失自控能力或心脏病发作。

（10）练习使用积极的自我言语，以便使自己确信有能力忍受焦虑症状而不会产生严重的后果。

（11）同家庭成员在组织的家庭治疗会谈中一起讨论与焦虑有关的问题，以获得家人的支持和指导。

（12）参加团体讨论以获得对问题的领悟、与别人分享并发展新的应对应激的方法。

（13）完成心理学评估，以确定是否需要服药。

（14）按照医嘱服药。

（15）自我保证不允许焦虑症状控制自己的生活，并不回避正常的交往活动。

（三）干预措施

（1）与患者建立信任的关系并营造一个支持性的环境，以促使患者说出他（她）的恐惧或焦虑，探究引发焦虑的刺激和焦虑的表现。

（2）要求患者尽可能提出焦虑的证据和合乎情理地说明危险的确就在眼前。

（3）要求患者列出过去和现在的一系列重要生活冲突并探讨它们，因为这些冲突依然引起患者的担忧。

（4）帮助患者意识到那些关键的、未解决的生活冲突并开始试图着手解决它们。

（5）让患者认识到他（她）过去的痛苦或担忧情绪会强化现在的焦虑。

（6）探究导致患者焦虑的认知曲解（例如选择性提取、夸大、过度泛化等）。

（7）帮助患者实施以现实的积极思维取代诱发并维持焦虑的认知曲解。

（8）指导患者掌握各种应对焦虑的认知技术。

（9）帮助患者设计自我肯定的言语信息表，让他（她）每天至少对自己重复练习3次（例如，“我是可以做好这份工作的”，“我是一个有能力的人，可以勇敢面对困难处境”等）；并给患者布置练习，要求他（她）每天至少一次对镜子用肯定的言语谈论自己。

（10）强化患者建立在现实基础上的，提高自信和增加适应性行为的积极认知信息。

（11）运用模式学习、角色扮演和行为演练来指导患者自信技能；同时提供反馈，成功之处给予强化，失败的地方给予重新指导。

（12）可以介绍患者参加自信训练小组。

（13）鼓励患者在日常生活及人际交往中练习运用这些自信行为；复习并处理行为的结果。

（14）指导患者放松技术（例如，渐进性肌肉放松术等），鼓励患者在感到焦虑或惊恐发作时实施这些技术。

（15）评估并处理患者在他（她）的日常生活中实施放

松技术的情况；成功之处给予强化，失败的地方给予重新指导。

（16）帮助患者认识到自己的恐惧实质上是非理性的。

（17）探究患者的惊恐发作史，严重程度及症状。

（18）探讨导致患者突发惊恐障碍的刺激、想法或情景的性质。

（19）不断向患者保证，使他（她）确信惊恐发作与心脏病发作、失去行为控制能力或严重精神疾病（“要发疯了”）没有关系。

（20）使用模仿学习和行为演练训练，使患者学会使用积极的自我言语，以便使患者确信自己有能力解决问题和忍受焦虑症状而不会产生严重的后果。

（21）督促患者将注意力集中于外界刺激和行为责任而不是集中于注意自身的生理变化。

（22）举行有组织的家庭治疗会谈，以鼓励患者家属多给患者提供他们的支持。

（23）促进集中解决焦虑问题的团体治疗；鼓励患者坚持出席和参与治疗会谈并利用这个机会检验他（她）的新技能。

（24）对患者进行精神病学评估，并确定是否需要抗精神病药物干预。

（25）评估是否需要对患者所用药物的种类或剂量进行调整。

（26）按照医嘱给药并监控患者用药后的疗效和药物的副作用。

（27）教育患者和患者家属，使他们了解用药应注意的安全事项和药物的副作用。

（28）支持患者坚持工作，参加家庭和社会活动而不是逃避或回避这些活动；帮助患者掌握处理焦虑的行为和分散注意力的策略（例如，增加对社交活动的投入，多锻炼身体等）。

图书在版编目（CIP）数据

焦虑障碍／张璐璐，郑洪波编著．—广州：暨南大学出版社，2008.10

（心理卫生与心理咨询丛书）

ISBN 978－7－81135－060－9

Ⅰ．焦…　Ⅱ．①张…②郑…　Ⅲ．焦虑—防治　Ⅳ．R749.7

中国版本图书馆CIP数据核字（2008）第106071号

出版发行：暨南大学出版社

地　址：中国广州暨南大学
电　话：总编室（8620）85221601
营销部（8620）85225284　85228291　85220693（邮购）
传　真：（8620）85221583（办公室）　85223774（营销部）
邮　编：510630
网　址：http：//www.jnupress.com　http：//press.jnu.edu.cn

排　版：广州恒伟电脑制作有限公司
印　刷：暨南大学印刷厂

开　本：850mm×1168mm　1/32
印　张：21
字　数：450千
版　次：2008年10月第1版
印　次：2008年10月第1次
印　数：1－3000册

总定价：48.00元（一套四册）